儿童视光 你问我答

第1辑

梅 颖 唐志萍·编著

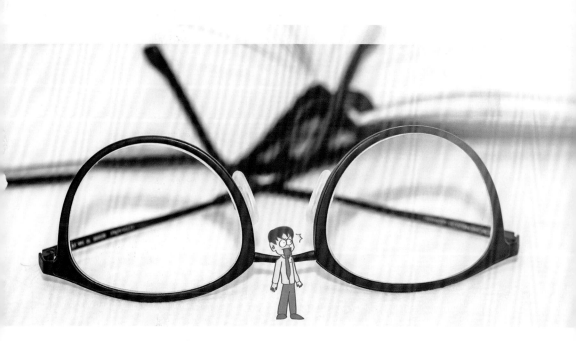

人民卫生出版社
·北京·

图书在版编目（CIP）数据

儿童视光：你问我答. 第 1 辑 / 梅颖，唐志萍编著
. -- 北京：人民卫生出版社，2021.3（2022.7重印）

ISBN 978-7-117-31286-8

I. ①儿… Ⅱ. ①梅… ②唐… Ⅲ. ①儿童 – 视力保
护 – 问题解答 Ⅳ. ①R77–44

中国版本图书馆 CIP 数据核字（2021）第 032654 号

人卫智网	**www.ipmph.com**	医学教育、学术、考试、健康，
		购书智慧智能综合服务平台
人卫官网	**www.pmph.com**	人卫官方资讯发布平台

儿童视光　你问我答
第 1 辑
Ertong Shiguang Niwen Woda
Di Yi Ji

编　　著：梅　颖　唐志萍
出版发行：人民卫生出版社（中继线 010-59780011）
地　　址：北京市朝阳区潘家园南里 19 号
邮　　编：100021
E - mail：pmph @ pmph.com
购书热线：010-59787592　010-59787584　010-65264830
印　　刷：北京顶佳世纪印刷有限公司
经　　销：新华书店
开　　本：710×1000　1/16　印张：14.5
字　　数：245 千字
版　　次：2021 年 3 月第 1 版
印　　次：2022 年 7 月第 3 次印刷
标准书号：ISBN 978-7-117-31286-8
定　　价：108.00 元
打击盗版举报电话：010-59787491　E-mail：WQ @ pmph.com
质量问题联系电话：010-59787234　E-mail：zhiliang @ pmph.com

作者简介

梅颖，上海新虹桥国际医学园区美视美景眼科中心业务院长，副主任医师。上海眼视光学研究中心学术委员，上海青少年近视眼防控专家联盟成员，中国标准化技术委员会眼镜验配服务分技术委员会委员，上海市社会医疗机构协会健康教育促进分会常务委员，中山大学中山眼科中心技术培训中心客座讲师，中国卫生信息与健康医疗大数据学会委员，中国医师协会眼科医师分 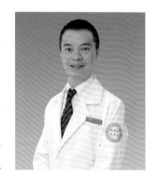 会青年后备人才，中国妇幼保健协会儿童眼保健分会委员，中国医学装备协会眼科专业委员，《中国眼镜科技杂志》专栏作者。国际角膜塑形学会资深会员（FIAO）、国际角膜塑形学会亚洲分会资深会员（SIAOA）、美国视觉训练和发展学会（COVD）会员。

著有《儿童近视防控——从入门到精通》《硬性角膜接触镜验配案例图解》《硬性角膜接触镜验配跟我学》《视光医生门诊笔记》《硬性角膜接触镜验配跟我学》（第 2 版）、《眼视光门诊视光师手册》《视光医生门诊笔记 第 2 辑》。担任验光与配镜专业中职教材《接触镜验配技术》副主编，参与《斜弱视和双眼视处理技术》的编写，参译《近视手册》（Myopia Manual Edition 2017）。

眼视光英才计划"明日之星"第一期成员。

唐志萍，昆明医科大学第一附属医院副主任医师，眼科学博士，云南省女医师协会眼科专业分会委员，上海市社会医疗机构眼科专委会委员。1999 年毕业于北京医科大学，主要从事眼科临床工作，并对视网膜、视神经的损伤及保护进行了大量的研究工作。出版人民卫 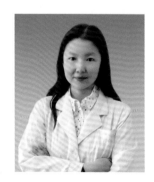 生出版社专著 6 本，翻译著作 2 本。主持云南省科技厅自然科学基金面上项目、昆明医科大学创新基金项目，并参与多项国家自然基金的研究工作。2015 年与团队共同荣获云南省科技厅科学技术奖一等奖、2016 年与团队共同荣获云南省科技进步奖一等奖。

前 言

近年来,我国近视患病率居高不下,儿童近视发病率呈现明显低龄化趋势,儿童是近视预防和近视控制的主要目标群体。按国家卫生健康委员会的数据显示,我国眼科医生仅4万余名,且分布不均,即使在眼科医生分布最密集的"北上广深",平均每位眼科医生也要服务数万名居民。面对艰巨的儿童近视防控任务,面对数量惊人的近视群体,如果仅靠忙于处理各类器质性眼病的眼科医生是明显不够的。儿童近视防控的科普教育还需要社会视光学从业人员(验光师)一起参与才能做好。

目前市场上、互联网上有关近视的相关"科普"文章五花八门,数量繁多,然而很多信息来源不明,文字缺乏科学依据,多数信息少、浅、质量不高,甚至还有一些错误的、误导性的言论。不仅家长分辨不清,连一些验光师、眼镜店从业人员都缺乏正确的视光科普知识,遑论再传递给家长。

所以我们认为,给一线视光学从业人员(和家长)做正确的近视和视光学科普教育是非常重要和值得投入精力做的事。

我们收集、整理了一线视光工作者常遇到的近视、视光相关问题,查阅最新的视光学、医学文献,以科学、客观的态度,以循证医学的思维、严密的逻辑来回答这些问题并撰写成文。我们通过查阅最新的视光学前沿科学研究文献(多数是英文文献资料)形成了高质量的、可靠的、最新的信息,并用通俗易懂的语言表述出来,让每一个问题都不再浮于表面,而是有切实的科学研究证据,有临床大数据支持的知识点,让读者知其然,更知其所以然。

这是一本符合循证医学实践的儿童视光学科普书,是一本"硬核"儿童视光学专业科普书。本书适合在临床一线工作的验光师、视光医生阅读,同时也适合学校教师、学校医务室老师、眼镜从业人员、家长和近视的儿童、青少年阅读。

梅颖

2021 年 3 月

目 录

增值视频目录

扫码添加"人卫眼科"微
信公众号，回复"增值"
获取增值视频观看方法

第一章

儿童近视防控相关问答

问题 1

如果大部分孩子以后都会近视，为什么还要预防？

家长说，现在儿童近视发生率这么高，早晚都会近视的，这是一个大概率事件，何必现在要做这么多"预防"，迟早也近视，预防不了的？就算近视了，以后去做激光就好了啊！

首先，近视是不可逆的。

做角膜屈光手术并不是"治愈"近视，只是一种近视的矫正手段而已。做角膜屈光手术就是把角膜切削为隐形眼镜的形状，相当于随时戴着用自己角膜做的隐形眼镜，就不用每天摘戴，但是近视永远在那里。

其次，我们防的是高度近视。

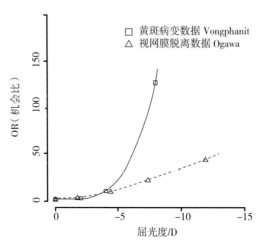

图 1-1-1　近视程度与黄斑病变、视网膜脱离的风险
（Vongphanit，2002；Ogawa，1988）

如图 1-1-1 所示,反映的是近视程度与黄斑病变、视网膜脱离的风险。当近视超过 -5.00D(500 度)(或眼轴超过 26mm)以后,黄斑病变和视网膜脱离的风险呈指数级增加。

研究认为,近视 100 度就开始有发生眼底并发症的风险,近视度数越高,风险呈指数性增加。比如 300 度的近视发生黄斑病变的风险比 100 度近视者高 4 倍,发生视网膜脱离的风险比 100 度近视者高 3 倍。

目前亚洲近视患病率为 80%,高度近视患病率为 6.7%～21.6%,病理性近视患病率为 0.9%～3.1%。病理性近视无法恢复,其造成的视力损害也是不可逆的,所以只能加强儿童近视防控以避免发展为高度近视甚至病理性近视。

高度近视的并发症主要是眼底病变如:视网膜脱离、视网膜脉络膜萎缩、黄斑出血、黄斑裂孔等,这些病变会严重影响视力和视觉质量。最近的一个调查研究中,小于 4.74 屈光度(D)近视患者视网膜脱离的发生率为 0.015%,大于 5D 近视患者视网膜脱离的发生率为 0.07%,大于 6D 近视患者视网膜脱离的发生率快速提高到 3.2%。就是说如果你是 600 度以上的高度近视,那就有 3.2% 的可能性会发生视网膜脱离,而且度数越高风险越大。近年来高度近视已成为我国盲和低视力的主要原因之一。

所以,单纯近视并不可怕,可怕的是高度近视及病理性近视带来的一系列并发症。

以高度近视的常见并发症黄斑病变为例,Brien Holden 视觉研究所预测,随着全球近视患病率的高速增长,预计 2000—2050 年间每 10 年近视性黄斑病变 [myopic macular degeneration(MMD)] 的致盲和视觉损伤率以及人数都会大幅增加。这些在 2000 年还年轻的近视患者,随着近视的发展,50 年后(2050 年)当他们老去时,近视性黄斑病变的患病率会出现指数级的攀升情况。2000 年,近视性黄斑病变导致视觉损伤估计影响 420 万人,约占世界人口的 0.07%;而到 2050 年将会影响到 5 570 万人,即占世界人口的 0.57%。2000 年估计近视性黄斑病变致盲的有 130 万人,即占世界人口的 0.02%,而到 2050 年会增加到 1 850 万,即占世界人口的 0.19%。

再次,推迟近视的发生、减缓近视进展速度是避免高度近视的有效防范措施。

年龄越小,"近视化漂移"(包括远视减少、眼轴增长)的速度越快;而年龄越大,"近视化"的速度越慢。人眼"近视化漂移"速度随年龄增加而逐渐减慢,亚洲儿童 8 岁前"近视化"速度最快(约 1.25～1.5D/ 年);8～14 岁"近视化"速度也很快(约 0.75 ~ 1.0D/ 年);而 14 岁后眼球的屈光发育基本稳定(0.25 ~ 0.5D/ 年),近视化速度会减慢。

假设有一个 6 岁的儿童,如果睫状肌麻痹验光后是 +1.50D,则正常情况下,成年后仅仅是低度近视(绿线 A);如果睫状肌麻痹验光后是 −1.00D,成年后可能就是中度近视(黄线 B);如果睫状肌麻痹验光后是 −2.25D,成年后可能就是高度近视(红线 C)(图 1-1-2)。

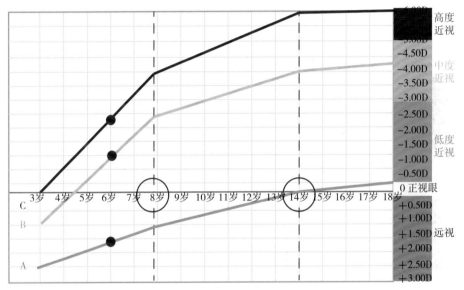

图 1-1-2　亚洲儿童"近视化漂移"速度 8 岁前最快,随年龄增加
近视化速度减慢,14 岁后基本稳定

所以,虽然可能"早晚都会近视",但近视发生越晚,成年后成为高度近视的可能性就越低。所以我们做近视预防和控制,就是为了尽量推迟近视初发的年龄,减慢近视进展的速度,目标是为了孩子成年后的近视不高(500 度以内)。

小结

信息化时代的今天,人们近距用眼压力大幅增加,也许近视发病率注定是高的,不近视的儿童将会是"幸运儿"。但为了避免近视并发症,我们还是需要从小做好近视预防与控制,使孩子成年后的近视控制在 500 度以内。

近视越晚发生,近视增长的时间段就越短,成年后的近视程度越低;近视控制越好,近视增长越慢,成年后的近视程度也越低。所以推迟近视发生和控制近视很重要,近视防控,从小做起。

问题 2

为什么同样是 200 度,眼部风险却大不同?

刚刚去给孩子验了一个光,近视 200 度,验光师说这算低度近视,家长松了一口气:还好近视不算严重——真的是这样的吗?

一、近视眼眼轴越长越容易发生眼底病变

眼球是一个球体,这球体的前后直径我们称为"眼轴",正常情况下正视眼的成年人眼轴在 23.5mm 左右。如果眼轴过长,意味着眼球的体积就会变大。而当眼球变大时,眼球壁就会变薄,这就像吹气球一样:气球体积小时气球壁厚,气球体积变大以后气球壁就变薄。组成眼球壁的视网膜、脉络膜和巩膜都会变薄,从而引起一系列的病理变化。这些变化可以在眼底检查中发现,严重的会致盲。

如图 1-2-1 所示是眼轴正常者的眼底图像,如图 1-2-2 所示是眼轴过长患者的眼底图像,眼轴过长以后眼底会发生一系列的病理改变:眼轴长,脉络膜不能跟随眼球壁的扩张进一步延展,导致后极部脉络膜萎缩、缺失,直接透见白色的巩膜(蓝色虚线圈)。这就是眼轴增长、带来的不良后果。

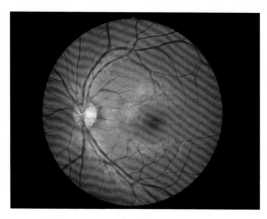

图 1-2-1　正常眼轴者的眼底图像

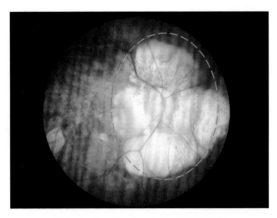

图 1-2-2　眼轴过长者的眼底图像

眼轴就是衡量眼球体积大小的一个指标,眼轴越长表示眼球体积越大,眼球壁越薄,视网膜、脉络膜和巩膜都会变薄,很容易发生并发症。当眼轴长度大于 25.5mm 时,眼底病的并发症会大幅度增加。

所以,是眼轴,而不是近视度数,才是判断近视眼底并发症风险的关键。

二、同样是 200 度近视,眼部并发症风险可以大不一样

眼球的屈光状态是由角膜曲率(角膜的弯曲度)、眼轴(眼球长度)、晶状体(相当于相机的变焦镜头)屈光力共同决定的。其中任何一项的变化都会造成屈光不正。因为我们验光时要控制晶状体的调节(比如散瞳验光),而且晶状体的屈光度变化相对比较慢,而且稳定,所以可以暂时不考虑。可以认为近视主要是眼轴 + 角膜曲率的不同组合构成的。

这就像 A(眼轴)+B(角膜曲率)=C(近视),如果 A 的值大,但 B 的值小,那近视(C)也不会太高;如果 A 的值小,但 B 的值很大,那近视(C)也可能高。假设有 10 个 9 岁的儿童,他们的近视都是 200 度,但这 10 个孩子的眼轴和角膜曲率是不同的(表 1-2-1)。

表 1-2-1　10 个近视都是 200 度的 9 岁儿童,眼轴和角膜曲率不同,
近视相关并发症的风险不同

编号	眼轴	眼轴描述	角膜曲率	角膜曲率描述	近视	近视眼底并发症风险	圆锥角膜风险
1	23.2mm	正常	43D	正常	−2.00D	正常	正常

续表

编号	眼轴	眼轴描述	角膜曲率	角膜曲率描述	近视	近视眼底并发症风险	圆锥角膜风险
2	23.8mm	略长	42D	正常	−2.00D	少量增加	正常
3	24.4mm	偏长	41D	偏平	−2.00D	增加	正常
4	25.0mm	长	40D	平	−2.00D	明显增加	正常
5	25.6mm	比较长	39D	比较平	−2.00D	大幅增加	正常
6	26.2mm	很长	38D	非常平	−2.00D	严重增加	正常
7	22.6mm	略短	44D	偏陡	−2.00D	正常	正常
8	22.0mm	偏短	45D	比较陡	−2.00D	正常	少量增加
9	21.4mm	短	46D	很陡	−2.00D	正常	增加
10	21.0mm	比较短	47D	非常陡	−2.00D	正常	增加

所以，即使同样是 200 度近视，近视屈光度的构成是不同的，这需要具体的检查来确认。

眼轴对近视的贡献是近视性的：眼轴越长则近视越高（或远视越低）；眼轴越短则近视越低（或远视越高）。

较平坦的角膜曲率对屈光状态的贡献是"远视性"的，较陡峭的角膜曲率对屈光状态的贡献是"近视性"的。角膜曲率越大（角膜弯度越大），则近视度数越高（或远视度数越低）；角膜曲率越小（角膜弯度越小），则近视度数越低（或远视度数越高）。

和近视眼底并发症相关的主要是眼轴，眼轴越长，以后近视眼底并发症（如黄斑变性／出血，视网膜脱离等）的风险越高；而角膜曲率越陡，发生圆锥角膜的风险越高。

图 1-2-3 是 1、4、6、8、10 号儿童的眼球结构示意图。绿色表示安全，黄色表示警示，红色表示危险。同样是 200 度近视，不同的角膜曲率和眼轴组合却意味着不同的眼底或角膜并发症风险。这就是为什么不能仅仅靠近视程度来判断严重程度的原因。因此，我会建议近视程度不高，但眼轴长的儿童（比如4、5、6 号儿童）也积极做近视控制。

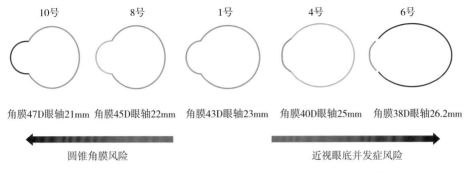

10号	8号	1号	4号	6号
角膜47D眼轴21mm	角膜45D眼轴22mm	角膜43D眼轴23mm	角膜40D眼轴25mm	角膜38D眼轴26.2mm

圆锥角膜风险　　　　　　　　　　　　　　　近视眼底并发症风险

图 1-2-3　同样是 200 度近视,近视屈光度的构成是不同的

如表 1-2-1 所示,编号为 6 的儿童,因为角膜曲率太平(38D),虽然近视度数不高(就 200 度近视),但眼轴很长(26.2mm),已经相当于角膜曲率正常(43D)的 700 度的近视儿童的眼轴了,所以这个孩子发生眼底并发症的风险与 700 度近视的儿童是等同的。

如表 1-2-1 所示,编号为 10 的儿童,角膜曲率太陡峭(47D),需要密切观察排查圆锥角膜。

注:圆锥角膜是以角膜曲率变陡、角膜扩张、中央变薄向前突出,呈圆锥形为特征的一种眼病。常造成高度不规则近视散光,晚期会出现急性角膜水肿,形成瘢痕,视力显著下降。多于青春期发病,缓慢发展。

三、建立儿童屈光发育档案是预防近视、监控近视进展和并发症风险的最佳方法

屈光发育档案是指定期(每 3 个月到半年)对儿童做裸眼视力、戴镜矫正视力、睫状肌麻痹验光、眼轴、角膜曲率、眼压、身高等眼球和身体的发育的相关指标做检查并记录结果形成连续性的档案记录。每次检查结果可与同龄儿童正常值对比,当相关的检查指标异常,向近视化发展时,能及时发出"预警",以引起家长重视采取措施,避免或延后近视的发生;对已近视的儿童则采取措施减缓近视发展,避免发展为高度近视。

上述"同样是 200 度近视,风险却不同"的问题,就可以通过建立儿童屈光发育档案及时发现和处理。

小结

近视眼的并发症不能只看度数,要看眼轴和角膜曲率的变化,其中:眼轴

越长眼底并发症风险越大,角膜曲率过陡峭(即角膜弯曲度过大)有圆锥角膜发病风险。

做屈光发育档案能有效预测近视、预警近视并发症风险,值得大力推广。

问题3

刚发现孩子近视了,会不会近视增长得很快?

经常接到这样的问题:刚发现孩子近视了,会不会近视增长得很快? 其实家长是在问近视进展的预测问题。按文献研究,目前儿童近视进展快的高风险因素主要包括:初发近视的年龄小和(或)初发近视度数就比较高;较少的户外活动时间;近距离阅读压力大;近距内隐斜。以下分别描述。

一、初发近视的年龄小和／或初发近视度数较高

由于人眼的角膜曲率在3岁以后就趋于稳定,所以近视的发展,主要是由于眼轴不断增长造成的(病理性近视除外,圆锥角膜除外,会因为角膜曲率不断增加、变陡造成近视)。

人眼的眼轴发育经历两个不同的生长阶段,3岁前和3～14岁的眼轴发育速度不同。3岁前眼轴增长速度快,3岁后自然增长速度变慢,年龄越大增长速度越慢,到14岁时可达到成人水平,到青春期眼轴不再增长(表1-3-1)。

表1-3-1　不同年龄正视儿童的眼轴和角膜屈光度均值

年龄／岁	眼轴/mm	角膜屈光度/D
0～1	19.2	45.2
1～2	20.2	44.9
2～3	21.4	44.1
3～4	21.8	43.7
4～5	22.3	43.2
5～6	22.7	43.7
6～7	22.9	43.4

年龄 / 岁	眼轴 /mm	角膜屈光度 /D
7～9	22.6	44.2
10～15	23.8	43.5

注：不同年龄的眼轴和角膜屈光度数据来自 Gordon 和 Donzis（1985）。

所以，如果儿童初发近视时年龄小（比如 6 岁），就意味着随着眼轴的增长，近视还会继续增加；而如果初发近视时年龄比较大了（比如 14 岁），则眼轴已经接近稳定，增长量不会多了。

而初发时近视度数高，即是"近视基线"高，以后近视会更严重。所以，初发近视年龄越小和（或）初发近视度数越高的人，近视进展越快。

二、较少的户外活动时间

已经有大量的研究证明，较少的户外活动时间容易近视。足量的户外活动（每天 2 小时）对预防近视很有效，但对于已经近视的儿童则作用不大。我们出版的《儿童近视防控——从入门到精通》一书中有对户外活动对近视预防作用的详细介绍，本书不再赘述。

三、近距离阅读工作量大或距离很近

持续近距离工作时，眼球试图把近距离的图像直接聚焦在视网膜上而免于使用调节，就会使得眼轴增长而发生近视。连续的近距阅读和低光照尤其是促进近视快速进展的推手（比如在昏暗的环境凑得很近阅读：躲在厕所看武侠小说；躲在被子里打电筒看小说等）。

所以，现在都提倡近距用眼的 20-20-20 法则：每近距离阅读（写字、读书、用手机、电脑等）20 分钟，眺望 20 英尺（6m）以外 20 秒。

四、近距内隐斜

有关近距内隐斜是近视进展的高风险因素说明如下：在很多的文献研究中都提到近距内隐斜和（或）高 AC/A 的患者更容易近视进展，解释为：内隐斜和（或）高 AC/A 的患者看近时会尽可能少地调节，因为调节会带来双眼会聚，这样很容易超出内隐斜患者的负融像性集合范围而难以融像造成复像。所以患者看近时调节减少,表现为比较大的调节滞后,物像落在视网膜后形成远视性离焦(图 1-3-1)而造成近视进展快的结果。而且内隐斜越大和(或)AC/A越高,这种效应越明显,近视进展越快。

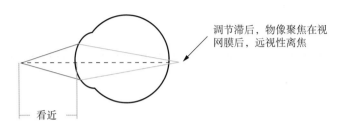

调节滞后,物像聚焦在视网膜后,远视性离焦

看近

图 1-3-1　内隐斜和 / 或高 AC/A 的患者看近时形成调节滞后,远视性离焦

小结

初发近视的年龄小和 / 或初发近视度数较高;较少的户外活动时间(低光照阅读环境);近距离阅读工作量大(或阅读距离很近);近距内隐斜都会造成近视快速进展。如果出现上述情况,就意味着近视进展会快。

对于具体的个体来说,家长要注意:

1. 做屈光发育档案,可以连续观察和了解近视进展的过程。单次来检查很难看出近视进展的趋势,至少有 2 次检查,才能看出近视发展的趋势(至少 2 个点才能确定一条趋势线)。如果近视进展很快,则更需要寻找原因,同时积极进行近视控制和医学干预。

2. 做双眼视功能检查(隐斜测量)才知道是否内隐斜。所以初次检查建议给儿童做视功能检查。

问题 4

8 岁儿童每年近视平均增加 100 度,您的孩子中招了吗?

最新的调查研究显示,不仅仅中国,而是全世界的近视患病率都在不断攀升。比如从 1972—2004 年间,美国的近视患病率从 25% 上升到 44%。亚洲儿童的近视进展尤其快!

一、8 岁儿童，平均每年近视进展约 100 度

Donovan（2012）做了有关儿童近视进展的荟萃分析，这些研究报告了亚裔和欧洲裔城市儿童配戴框架眼镜的近视进展率。该分析使用了 20 项研究、14 项干预试验和 6 项纵向观察研究的数据来分析儿童近视进展的速度。结果显示近视进展速度随着年龄的增长而下降 [进展量 = $-0.014 \times$ 年龄 ^{2}+0.39 $\times$ 年龄 -3.16（亚洲儿童）（8 岁儿童近视进展约 100 度 / 年，有兴趣可以自己按年龄计算孩子每年平均增加多少度近视）]。其中，亚洲儿童的近视进展速度从 7 岁时的 1.12D/ 年下降到 12 岁时的 0.50D/ 年，而且女孩比男孩近视进展略快。

多数情况下，近视在青少年晚期趋于稳定。大多数患者的近视进展会随着时间的推移而减缓，一般在 20 岁前趋于稳定。但也有一些人会在成年后近视继续进展。近距离工作较多及近视程度较高的人更容易出现这种情况。所以对这些"高危"患者需要继续跟进评估其屈光状态。

注：该调查是 2012 年做的，预计今年（2020 年）的数据更不乐观，儿童每年的近视增长率还会比 2012 年更高。

二、做屈光手术不能治愈近视

有很多人认为，现在不是可以做近视手术吗，那就可以治愈近视了吗？这个理解也是错误的，屈光手术是对近视做"矫正"而不是"治愈"，矫正就如同戴眼镜一样不能改变近视眼的本质，不会减少近视眼风险。所以近视眼的屈光手术和戴眼镜一样也是一种矫正形式。比如做角膜屈光手术就是把角膜切削为隐形眼镜的形状，相当于随时戴着用自己角膜做的隐形眼镜——近视还在那里！还可以把框架眼镜缩小，放到眼睛里去，那就相当于随时戴着眼镜，就是 ICL 植入手术（有晶状体眼人工晶状体植入术）。角膜塑形就是通过戴角膜塑形镜，把角膜变成隐形眼镜的形状，也相当于随时戴着用自己角膜做的隐形眼镜，所以视力提高了。这些方法本质上都是矫正，而不是治愈近视。近视一旦发生就永远都存在，无法被治愈。

因此即使做了屈光手术以后，眼球的屈光度变化了，但是眼底的改变始终存在，还是一个近视眼的眼底状态，还是会有相关的并发症出现，造成视力损害。这提示做过屈光手术的近视患者（尤其是高度近视患者）虽然不需要戴眼镜了，但是仍要定期检查，避免剧烈活动和外来的碰撞，早发现、早诊断、早治疗相关并发症。医生也要高度关注这些已经进行过屈光手术矫正的高度近视患者，加强教育和定期复诊。

三、儿童近视控制的意义

临床研究发现,近视发生越早(初发近视的年龄越小),近视进展持续的时间也越久,近视进展的速度也越快,最终成年后近视度数也越高。发生近视以后亚洲儿童平均每年近视进展 1.00D(而白种人平均每年近视进展 0.50D),如果不做近视控制,以后很容易发展为高度近视。所以延缓近视初发年龄和近视进展速度,使得成年后近视能控制在 –5.00D 以内是避免高度近视并发症的有效方法。

假设一个孩子 8 周岁开始近视,8～12 岁近视进展速度较快,每年近视增长 –1.00D(100 度近视),12～14 周岁后近视进展速度自然减慢为 –0.50～–0.75D/ 年,16 周岁后近视进展速度自然减慢为 –0.25～–0.50D/ 年。

如表 1-4-1 所示,表达的是这个孩子按上述近视增长规律计算,不做近视控制干预、有 25% 的近视控制率干预、有 50% 的近视控制率干预和有 75% 的近视控制率干预后,到 16 岁时的近视情况。这个孩子在 16 岁时,无近视控制和有 75% 的近视控制率的差异达到 4.88D。可见近视控制越早越好(避免发展到 500 度以上近视的机会越大),不同的近视控制率对最终的屈光度影响显著,近视控制很有价值。

注:近视控制率 =(1– 近视干预后的年化近视增长量 / 近视自然年化增长量)×100%;即做了近视控制后,少增加的近视量的比例。比如未做近视控制的自然增长量是每年新增 100 度近视,而近视干预后,每年新增 40 度近视,少增加了 60 度近视,所以近视控制率就是:(1–0.4/1.0)×100%=60%。

表 1-4-1　有意义的近视控制

年龄 / 岁	无控制屈光度 /D	控制率 25% 屈光度 /D	控制率 50% 屈光度 /D	控制率 75% 屈光度 /D
8	–1.00	–1.00	–1.00	–1.00
10	–3.00	–2.50	–2.00	–1.50
12	–5.00	–4.00	–3.00	–2.00
14	–6.50	–5.13	–3.75	–2.37
16	–7.50	–5.88	–4.25	–2.62

注:黄色背景为 500 度以上近视。

四、怎么有效控制儿童近视?

1. 规范的眼镜验配很重要。眼镜验配中,验光操作、配镜处方原则和配装眼镜质量都会影响近视控制。

2. 特殊设计的光学矫正工具,包括角膜塑形镜、多焦点接触镜(多焦点硬性透气性角膜接触镜、多焦点软性角膜接触镜)、特殊设计的框架镜。

3. 低浓度阿托品。

有兴趣的读者可阅读我们出版的《儿童近视防控——从入门到精通》一书,内有上述儿童近视控制相关方法的详细介绍。

问题 5

儿童近视了不戴镜有什么后果?

很多家长都接受不了孩子近视,更接受不了孩子小小年龄就得戴眼镜。"如果不给孩子戴镜会有什么后果"可能是视光医生经常遇到的问题。

一、调节和集合

1. 调节　用照相机拍摄远景时是一套镜头系统,这个照相机的"屈光系统"是不能用于拍摄近距的物体的,即使要拍,拍出来也是模糊的,因为距离变了,对相机的屈光系统的要求也变了。所以,拍摄近距物体时就需要一个"摄近模式"的镜头系统。也就是说,拍摄不同的距离,对屈光系统的要求是不一样的。

调节就是眼球变焦的能力。如果要求看不同距离的物体时都要在视网膜上成清晰像,这就要求眼球的屈光度有变化,使之能正好匹配不同距离的物像。眼球是一个可以变化屈光度的器官,看不同的距离可以调动不同的度数,以保证看不同距离时视网膜上的像都是清晰的,这叫作调节。

调节有以下特点:

(1)眼球这种"变化度数"(调节幅度)的能力是有限的,随着年龄的增加,眼球变化度数的能力会变差。调节能力的下降和年龄呈负相关,可以用最小调节幅度的公式计算不同年龄的人群应该有的最少的调节幅度,该公式为:最小调节幅度 =15– 年龄 /4。比如一个 30 岁的人,其调节幅度至少要有 15–30/4=7.5D,也就是这个人眼球变焦的能力至少得有 7.50D(750 度)。当所剩余的调节力不足以补偿近距视标所带来的调节刺激时,就会视物疲劳,视物模糊,所以随着年龄的增加,会出现看近看不清楚的"老花"状态。

(2)调节增加只能使眼球增加屈光度,而不能减少屈光度。也就是说,调节产生的作用只能是向近视化的方向变化的,使用越多的调节的时候,眼球就会变得越近视(才能看清楚近处)——可以说,调节的作用就是使眼球临时变为一个近视眼(图1-5-1)。而调节是不能产生"负调节"的,不会使得眼球总体的屈光度变得更少。如果调节真可以产生"负调节"(眼球总屈光度减少)的话,那也不存在近视了,因为只要做"负调节"的运动,近视也就消除了。

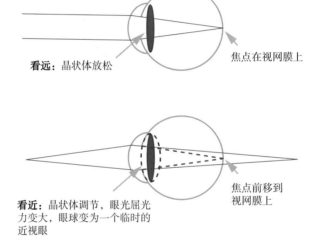

看远:晶状体放松　　　　　　　　焦点在视网膜上

看近:晶状体调节,眼光屈光力变大,眼球变为一个临时的近视眼　　　　　　焦点前移到视网膜上

图1-5-1　看近时,调节使眼球的总屈光力变大,焦点落在视网膜上

(3)双眼收到的神经中枢给的调节指令总是等同的。所以,双眼度数不一样的时候(屈光参差),如果不戴镜矫正,那双眼球的屈光度就总是不一样,无法双眼同时看清楚某一个距离的物体。如果双眼收到的调节指令可以不等同的话,那也不存在屈光参差这样的问题了,因为可以通过双眼使用不同的调节来弥补双眼度数的差异。

2.集合　人有两只眼睛,生理状态下,注视任何物体时都要求双眼一起去注视这个物体。所以,双眼看远的时候,双眼视线几乎是平行看出去的;看近距离的物体需要双眼同时向内转动,这叫作集合。有集合的存在,我们才能保持不论看远还是看近,双眼都能注视同一个物体。

集合有以下特点：

注视的距离越近，双眼同时向内转动越多，集合越多；注视的距离越远，双眼同时向内转动越少，集合越少，一般认为 5m 以外的物体对人眼来说就相当于无限远距离产生的对眼的调节和集合刺激，所以看 5m 以外双眼的视线就是平行的，不产生集合。

人眼在看远和看近的过程中，调节和集合是联动的。正视眼看远的时候，双眼视线平行看出去，不用做会聚的动作；看近的时候，双眼视线需要会聚（集合），使得双眼注视同一个物体，同时还需要使用调节，使得眼球变焦，成清晰像在视网膜上。所以，有调节就会刺激集合；有集合也会刺激调节，这就是调节和集合的联动。

二、近视眼不戴镜的坏处

如果近视了不戴镜，那双眼看近距离的物体不需要调节就可以看清楚，但是为了使双眼同时注视同一个物体，需要调动的集合却不能少。

这样就会和正视眼的情况有矛盾：

正视眼（或矫正眼）看远不用调节、不用集合；看近用调节、用集合（图1-5-2）。

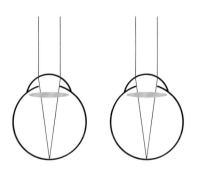
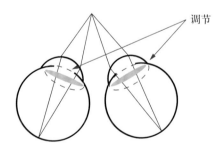

正视眼（矫正眼）看远
无调节，无集合

调节

正视眼（矫正眼）看近
有调节、有集合

图 1-5-2　正视眼（或矫正眼）看远不用调节、不用集合，看近用调节、用集合

近视眼不戴镜时看远不用调节、不用集合；但是看近时不用调节，却要用集合（图1-5-3），这就有矛盾了。

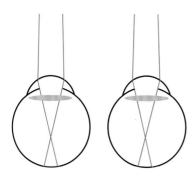
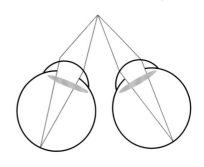

近视眼看远　　　　　　　　　近视眼不戴镜，看近
无调节（模糊），无集合　　　　无调节（清晰），有集合

图 1-5-3　近视眼不戴镜，看远不用调节、不用集合，看近不用调节，却要用集合

近视眼不戴镜时总是没有用调节的机会，久而久之，调节功能容易下降，而且因为没有调节刺激集合，双眼的集合能力也容易下降，容易增加外隐斜。

所以，如果儿童近视了又不戴镜，容易外隐斜，外隐斜大就容易影响到其双眼视觉、甚至立体视的发育。

近视了不戴镜也不能满足日常学习、生活的需要。

另外，家长比较关注的是：不戴镜是否会造成近视的进一步加深？我们查阅到的临床研究中，对这个问题还没有统一的结论。所以，目前还无法回答这个问题。

三、戴眼镜的好处

戴眼镜除了能获得清晰的视力以外，还对眼睛有一定的保护作用：眼镜能够阻挡紫外线、有一定的运动防护作用、能减少异物掉入眼睛里的风险等。很多家长认为"眼镜戴上就取不下来了"的观点，其实是没有必要的。

小结

儿童的视觉发育还未完善，戴镜对维持正常的调节 - 集合关系很重要，对双眼视觉发展发育有好处，如果不戴镜，可能会影响儿童的双眼视功能发育。

儿童近视了，还是应该戴镜。

问题6

为什么近视控制 25 度也重要?

为什么我们很在意给儿童做近视预防和控制的健康宣教呢? 为什么在给配镜处方时,我们经常要斟酌是多给 25 度还是少给 25 度呢?

一、近视性视网膜病变或近视性黄斑变性是视力损害的主要原因

已有大量的研究证明,高度近视与白内障、青光眼、黄斑变性、视网膜脱离的风险增加有关,其中导致不可逆视力丧失的最主要原因是近视性黄斑病变,也称为近视性视网膜病变或近视性黄斑变性。

最近发表的一篇荟萃分析综述,量化了与近视性黄斑病变相关的失明和视力损害,并预测了未来的全球趋势。2015 年有 1 000 万人因近视性黄斑病变而视力受损,其中 330 万人失明,而到 2050 年时视力障碍人群将增加到 5 570 万人(5.7%),其中 1 850 万人将失明。虽然近视并发症风险随着近视度数的增加而增加,中低度近视的风险也不小的,比如在澳大利亚的蓝山眼科研究(Vongphanit J,2002)发现,近视度数小于 500 度的近视患者占近视性黄斑病变病例的 43%。

近视性眼底病变的特征是近视弧斑、后巩膜葡萄肿、Bruch 膜漆裂纹、视网膜色素上皮和脉络膜的地图样萎缩、视网膜下出血、脉络膜新生血管。而这些改变常常在 50 岁后才出现,所以年轻时很容易忽视近视问题。

二、近视降低 100 度,近视性黄斑病变风险降低 40%

最近的一项临床研究(Bullimore,2019),应用了基于五组人群的关于 21 000 名患者(多数是 50 岁以上的老年人)近视性黄斑病变患病率的研究数据,发现近视度数每增加 1D,近视性黄斑病变(近视最常见和最严重的威胁视力的并发症,且无法治愈。)的患病率增加 67% 尤其要注意,近视度数超过 500 度以后,近视性黄斑病变患病率大幅提高。

结论是:对于近视性黄斑病变来说,无论近视度数高低,只要近视每减少 100 度,黄斑病变的发生率就能降低 40%。将疾病的发病率或患病率大幅降低,是对公共卫生具有重大意义的,值得大家重视。所以,如果儿童时期能做好近视防控,未来因近视性黄斑病变导致的视力损害将会减少数千万的人口。

三、近视对视力的损害常常发生在 50 岁以后，儿童期近视控制是最佳的治疗方案

然而很容易让人忽视的是：这些威胁视力的视网膜变化常常发生在生命后期（50 岁以后），而且是无法治愈的，但近视却是在儿童时期发展的。

也就是说，在儿童、青壮年时期，即使近视度数很高，但也常常不表现出会引起严重视力损害的病理性变化，也不会影响矫正视力。但老年以后，因为近视引起的病理性视网膜变化才表现出来，才会影响视力，但此时已经很难治疗了。

预计"05"后的一代儿童以后都会拥有长达 90 岁以上的寿命，在近视发生率如此高的背景下，40 年以后，现在的"小近视眼"都会变成"老高度近视眼"。到时将会出现大量的近视性黄斑变性患者，不仅对个体，而且对社会都是巨大的健康隐患和负担。

研究发现老年人服用抗氧化剂和锌 6.3 年，近视性黄斑病变的风险降低了 25%（单独服用抗氧化剂或单独服用锌的患者风险分别减少了 17% 和 21%。）

但如果换一个思路，在儿童期用 6 年的时间做近视控制呢？每减少 100 度近视（这是很容易做到的），就可使患者发生近视性黄斑病变的可能性降低 40%，这可是远远大于到老年的时候服药带来的 25% 的收益的。

小结

对于儿童来说，只要近视度数的增加少一点点，并发症的风险就能减少。

只有在儿童期这个时间窗口才能做近视控制，今天做近视控制，是为了 40 年后拥有健康的眼睛！

儿童近视控制，值得家长高度重视，值得医生认真做好。

问题 7

为什么要重视眼轴、角膜地形图等客观检查？

视光学中的主观检查，是指主要依靠患者的陈述和感受为判断标准的检查手段。个体的主观感受差异大，难免有某种程度的夸大或减少，而且检查结果波动较大。视光学中的主观检查很多，包括视力、验光、视功能检查等项目。

视力

视力检查是依赖患者对视标清晰度的感受来评价的。有的人可能比较"挑剔",认为要看得很清楚才算是看到视标;有的人看视标其实是模糊的但可以凭第一印象猜,而且猜的准确率还很高……但对于视力评价的结果来说,都是同一个数字,如1.0。这就是为什么有人查视力1.0(甚至是1.2),还会觉得"视物模糊"。

验光

主观验光的基本操作是在患者眼前加不同的光学镜片,根据患者对视标清晰度(即视力)的反应调整,最终以最佳视力为判断结果,所以也是主观的检查。

视功能检查(调节、隐斜、集合/融像检查)

视功能检查的判断标准是根据患者对视标的清晰度来判断,也是主观检查。

客观检查

各种体格检查与辅助检查所获得的临床资料,或医生客观所见的称为客观检查。这一类临床资料是客观存在的,更加真实可靠,与患者的主观感受无关。

比如:电脑验光、眼压、角膜地形图、角膜内皮细胞计数、A/B超、眼球生物测量(眼轴)、眼底照相等,这些检查多依赖于仪器设备获得,与患者的感受无关,重复性较高。

其中,睫状肌麻痹后电脑验光是客观验光,因为眼球的屈光度是仪器设备客观检查的结果,检查过程中不需要患者对视标的清晰度做判断(不需要查视力)。

注意:睫状肌麻痹验光是客观验光,可以不必再查在此检查结果上的戴镜视力,但现在多数验光师都习惯在客观验光结束后做一个戴镜视力的检查并记录。

知道了这些信息,我再来看看患者提的问题:

问:为什么这次检查的近视增加这么多?

答:只提供了原来的配镜度数(主观检查)资料,没有原来的客观验光(睫状肌麻痹验光)资料,无法了解近视进展的具体情况(近视增加快有可能是原来的眼镜没有足矫正,而这次是睫状肌麻痹验光反映的是真实的屈光状态)。

问:为什么一直配的眼镜没有散光,今天建立屈光发育档案验光时检查说有散光?

答:配眼镜是主观检查过程(可以有散光但没有给验配上去),睫状肌麻痹验光是客观检查。

问:我视疲劳严重,做了几次视功能检查结果都不一致?

答:视疲劳是主观症状,视功能检查是主观检查,检查结果都会波动。

问:为什么验光已经发现有散光了,还要做角膜地形图看散光?

答:验光是反映眼球的屈光状态,角膜地形图是反映角膜的形态,二者检查的目标不同。而且验光是主观检查,角膜地形图是客观检查。

年龄越小,主观检查(视力、验光度数)结果波动也越大,而视力、验光结果都是主观的检查,也是家长最关心的。所以这就是为什么临床上医生更重视客观检查的结果。对于儿童屈光发育档案来说,我们要强调看的是睫状肌麻痹后电脑验光、眼轴的变化,对于角膜塑形来说,我们主要看的不是孩子日间视力好不好,而是角膜地形图的变化,裂隙灯检查(都是客观检查)结果。

问题 8

改善阅读环境照明能防控近视吗?

很多家长询问要使用什么台灯给孩子做作业用? 什么亮度合适? 下面来说说阅读环境、照明与近视的问题。

一、照明不当会造成视疲劳或造成近视

早有研究发现不合适的照明会导致视疲劳和其他视觉健康问题。相对于高频光(100kHz),在低频(50Hz)荧光灯下工作将导致人眼的知觉临界视觉闪烁频率(critical flicker-fusion frequency,CFF)大幅度下降,并需要更长的反应时间。生活中低频闪烁光更容易导致视疲劳,更容易导致工作失误(所以灯具需要高频灯,甚至不闪烁的灯才好)。同时,照明也影响屈光发育,打破正常的昼夜照明规律将影响屈光发育过程。

二、高照度是户外活动保护近视的可能原因

最近几年的研究发现,户外活动是近视的独立保护因素,这个结论得到了不同科学家重复性研究的证实。(有兴趣可阅读我们出版的《儿童近视防控——从入门到精通》。)

推测可能的原因是:

1. 太阳光的照度比室内光照强度高数十倍到数百倍之间。高强度光照可使瞳孔缩小、景深加深、模糊减少,而抑制近视。

2. 自然光暴露下眼球会产生更多的多巴胺,光照越强,多巴胺的释放量越多。多巴胺是视网膜中重要的神经递质,调节多种功能,包括视网膜发育、视觉信号和屈光发育。研究发现,多巴胺的 D1 受体和 D2 受体平衡眼球的屈光发育,D1 受体激活导致远视化而 D2 受体激活导致近视化发育。在高亮度光照条件下,视网膜细胞的上 D1 受体激活,抑制近视。

3. 此外,户外活动也减少了近距阅读,所以光源越靠近太阳光的灯(全光谱,高亮度),越好。

三、阅读的照明环境很重要

临床研究发现持续、近距离、低照度是最高效的近视推手!

除了我们平时强调的儿童阅读习惯要保持"一拳一尺一寸"和"20-20-20"法则外,阅读时的照明同样重要!(上中学时,躲在厕所、甚至是打电筒在被窝里看武侠小说的同学都是高度近视眼!)

日常生活对于光线的亮度要求低,可接受的亮度范围大,>100lx 的照度就足够日常生活(lx,勒克斯,照度单位),对光线的稳定性要求也不高。

但是学习、阅读等长时间的近距离用眼对光线的要较高。国际照明规范(CIES 008/E—2001)中,对办公环境、学校环境、图书馆阅读环境的照度要求是 500lx,而我国的相应标准偏低,只要求 300lx。(详见《DB 31/539—2011 中小学校及幼儿园教室照明设计规范》。)

一般教室的照度 >300lx,而室外即使是阴天都有 >20 000lx 的照度,而晴天是 >80 000lx 甚至 >100 000lx 的照度。

瞳孔会根据环境光照自动调节瞳孔直径控制进入到眼内的光量,在明亮环境瞳孔缩小,而在昏暗环境瞳孔扩大,所以我们是不容易感觉到室内外光照度的巨大差异的,更难主观察觉到教室里不同位置的照度变化。

　　我们曾对某小学教室照明状况做过测试调查。教室靠墙一侧桌面的照度，最低仅200lx，而靠窗一侧（有自然光）可达到2 000lx以上。结果显示教室照度均匀度是不好的（照度均匀度是最低照度除以平均照度），这说明在同一教室的不同区域照度差异比较大。要求教室两侧都有窗看来是比较难的，这也是目前学校的常态，改进照明是我国学校学生近视防控的工程之一。

　　虽然目前还没有"多少照度是可以达到近视防控作用"的研究，但我们先按国际标准，即儿童阅读／学习时的照度需要500lx（比我国的标准高200lx），而且应该照度均匀来做。

四、怎么评价孩子的阅读照明水平？

　　我们无法用肉眼观察室内的亮度来主观评价。个人推荐家长去购买一个照度计，价格比较便宜（可网购，价格几十元，如图1-8-1），可以定量检测孩子学习、阅读、生活环境的照明水平（房间、桌面），也可以判断使用的灯具是否该更换等。

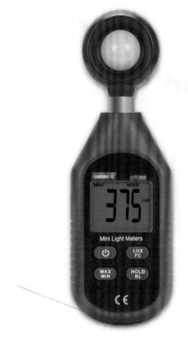

图1-8-1　照度计

附:《民用建筑照明设计标准》(GBJ133—90)(相关部分)

图书建筑照明的照度标准值				
类别	参考平面及其高度 /m	照度值标准 /lx		
		低	中	高
一般阅览室、少年儿童阅览室、研究室、装裱修整间、美工室	0.75 水平面	150	200	300
老年读者阅览室、善本书和舆图阅览室	0.75 水平面	200	300	500
陈列室、目录厅(室)、出纳厅(室)、视听室、缩微阅览室	0.75 水平面	75	100	150
读者休息室	0.75 水平面	30	50	75
书库	0.25 垂直面	20	30	50
开敞式运输传送设备	0.75 水平面	50	75	100

办公楼建筑照明的照度标准值				
类别	参考平面及其高度 /m	照度值标准 /lx		
		低	中	高
办公室、报告厅、会议室、接待室、陈列室、营业厅	0.75 水平面	100	150	200
有视觉显示屏作业	工作台水平面	150	200	300
设计师、绘图室、打字室	实际工作台面	200	300	500
装订、复印、晒图、档案室	0.75 水平面	75	100	150
值班室	0.25 水平面	50	75	100
门厅	地面	30	50	75

注:有视觉显示屏的作业,屏幕上的垂直照度不应大于150lx。

住宅建筑照明的照度标准值					
类别		参考平面及其高度 /m	照度标准值 /lx		
			低	中	高
起居室、卧室	一般活动区	0.75 水平面	20	30	50
	书写、阅读	0.75 水平面	150	200	300
起居室、卧室	床头阅读	0.75 水平面	75	100	150
	精细作业	0.75 水平面	200	300	500
餐厅或方厅、厨房		0.75 水平面	20	30	50
卫生间		0.75 水平面	10	15	20
楼梯间		地面	5	10	15

小结

1. 灯具需要高频灯,甚至不闪烁的灯才好。
2. 光源越靠近太阳光的灯(全光谱,高亮度),越好。
3. 持续、近距离、低照度是最高效的近视推手,注意避免。
4. 建议阅读环境能到 500lx 最好,与国际照明规范中的标准一致。
5. 推荐家长去买一个照度计。

问题 9

冬天来了,儿童近视防控要加码吗?

最近查阅了近年来有关季节与近视相关的医学文献,多数学术研究认为,冬季近视进展更快。[仅日本冈山大学(Fujiwara M,2012)的研究认为季节与近视进展无关。]

华伯恩视觉研究所(Donovan L,2012),对 85 名 6～12 岁的中国儿童的研究发现,夏季、秋季、冬季和春季的近视(等效球镜度)进展量分别是 $-0.31D \pm 0.25D$、$-0.40D \pm 0.27D$、$-0.53D \pm 0.29D$ 和 $-0.42D \pm 0.20D$;眼轴平均增长量夏季为 0.17mm ± 0.10mm,秋季为 0.24mm ± 0.09mm,冬季为 0.24mm ±

0.09mm,春季为 0.15mm ± 0.08mm。夏季的近视进展约为冬季的 60%,眼轴增长也是夏季明显变慢。

新英格兰视光学院(Jane Gwiazda,2013)和休斯敦大学视光学院(Ruth Manny,2013)对 469 名 6～12 岁的儿童连续跟踪 3 年的研究,发现 4 月至 9 月的近视进展量低于其余的月份,冬季平均近视进展 −0.35D ± 0.34D,而夏季平均近视进展 −0.14D ± 0.32D。

中国台湾阳明大学医学系(Der-Chong Tsai 等,2018),对台北市 6 790 个 2 年级学生,按冬季和夏季间隔 6 个月进行追踪回访,采用了中国台湾中央气象局的数据计算平均日照长度,用睫状肌麻痹后的屈光检查结果统计近视进展率。研究发现 12 月近视进展速度最快(−0.23D ± 0.48D),而 6 月最慢(−0.17D ± 0.51D)。其中,近视、正视和远视儿童的夏季近视化进展率分别为冬季进展率的 80%、65% 和 61.5%。

考虑主要和日照时间的变化相关,夏季日照时间长,而冬季日照时间短:台北市的平均日照时间 12 月最短(671min/D ± 7min/D),而 6 月最长(785min/D ± 7min/D)。

捷克的皮尔森大学医院(Rusnak S,2018)对 398 名 12 岁儿童的研究也发现冬季眼轴的长度增长显著高于夏季。

为什么夏季近视进展慢而冬季近视进展快?

夏季日照时间长,光照强,人们户外活动多;而冬天日照时间短,光照相对弱,冷,人们会减少户外活动而宅在家。而日间户外活动是有效的近视保护因素,所以冬季近视增长快。

小结

冬天儿童更容易近视,家长应加强实施儿童近视防控方法,要想加强儿童冬季的近视控制效率,更加要注意:

1. 冬天也需要每天 2 小时的户外活动;

2. 读书写字"一拳、一尺、一寸"——阅读保持 33cm 以上的距离。

3. 20-20-20 法则,每近距离作业 20 分钟,看 6m(20 英尺以外)远处 20 秒。

4. 戴角膜塑形镜的儿童,冬天更需要遵医嘱配戴和护理操作。(注意:冬天气温低,镜片易碎。如果镜片损坏要重新定片补片的,等待补片期间没有 OK 镜戴,近视会增加更快。)

此外,临床近视控制研究至少要大于一年(覆盖四季),需要考虑季节对近视进展的影响。

问题 10

雾霾会促进近视进展吗?

近视是由复杂的遗传和环境因素引起的。随着我国经济快速发展,环境问题也越来越严峻,曾经有家长询问过我,长期暴露于空气污染物是否会促进近视进展?之前没有这方面的相关研究,我们也一直无法回答这个问题,而最近中国台湾台中"中华医科大学"做了一项研究调查发现,空气污染可能会促进近视进展!

该研究从中国台湾"国民健康保险研究资料库(National Health Insurance Research Database,NHIRD)"和中国台湾空气质量监测资料库(Taiwan Air Quality-Monitoring Database,TAQMD)中收集资料。研究者把日平均值大气污染物浓度以四分位标准分为 4 组:Q1(first quartile)、Q2(second quartile)、Q3(third quartile)、Q4(fourth quartile)。其中 Q1 代表浓度最低,Q4 最高。资料库中共有 15 822 名儿童(16.3%)被诊断为近视,研究发现近视眼的发病率随 PM2.5 颗粒物和氮氧化物(NO_x)浓度的增加而增加,其中高浓度的 NO_x 对近视发病率的影响更加明显。

注:PM2.5,称为细颗粒物又称细粒、细颗粒。是指环境空气中空气动力学当量直径小于等于 2.5μm 的颗粒物。它能较长时间悬浮于空气中,其在空气中含量浓度越高,就代表空气污染越严重。虽然 PM2.5 只是地球大气成分中含量很少的组成成分,但它对空气质量和能见度等有重要的影响。

氮氧化物(nitrogen oxides)是大气中主要的气态污染物之一,包括多种化合物,其中,NO 和 NO_2 是大气中主要的氮氧化物,以 NO_x 表示。

暴露于 >41.2mg/m³ PM2.5 的个体的近视发病率是暴露于 PM2.5 浓度 <29.5mg/m³ 的 1.64 倍。在研究随访结束时,暴露于 >39.6ppb NO_x 的受试者患近视的风险是暴露于浓度 <24.0ppb 的受试者的 2.06 倍。无论年龄、性别、月收入或城市化程度如何,近视发病率随空气污染物的增加是一致的。因此,暴露于空气污染物是近视进展的危险因素。

动物实验研究认为 PM2.5 通过增强炎症反应诱发仓鼠近视。PM2.5 组眼轴变化为 0.386mm ± 0.069mm, 而对照组为 0.287mm ± 0.086mm, 说明暴露于环境空气污染物与近视发病相关。

看来, 近视也越来越成为经济快速发展 (环境污染) "甩不脱" 的副产品了。同时, 严重空气污染会造成儿童减少户外活动, 也会进一步加重近视。

问题 11

吸二手烟会促进儿童近视吗?

二手烟在全世界都是一个严重的公共健康问题。2018 年美国的一项调查显示, 多达 25.2% 的人暴露在二手烟环境中, 其中 37.9% 的儿童 (3 岁至 11 岁) 和青少年 (12 岁至 19 岁) 暴露在二手烟环境中 (暂未查到我国的具体数据。)

已有非常多的研究表明, 吸烟会增加患眼病的风险, 如白内障和老年性黄斑变性 (AMD), 这些疾病都是会导致失明的。而二手烟对儿童的眼健康同样有影响。最近读到一篇香港中文大学眼科中心的论文 (*Association of secondhand smoking exposure with choroidal thinning in children aged 6 to 8 years*: *the Hong Kong Children Eye Study*), 发现 6 岁吸二手烟的儿童就已经出现了眼部损伤——脉络膜变薄。

研究者对 1 400 名 6 至 8 岁的儿童进行了研究, 统计结果发现吸二手烟的儿童比正常儿童的脉络膜薄约 6～8μm, 而且这种变薄与二手烟暴露有明显的剂量效应。即: 吸烟家庭成员人数越多 / 他们每天吸烟量越多, 儿童的脉络膜越薄。脉络膜变薄会增加以后得慢性眼病 (如 AMD) 的风险。

脉络膜是眼球壁中遍布密集血管网的血管层。脉络膜为视网膜、巩膜提供氧气和营养, 维持眼球的温度。吸烟产生尼古丁、一氧化碳、二氧化碳和一氧化氮等有害物质, 尼古丁通过引起长期的血管收缩而改变脉络膜血循环和灌注, 一氧化碳会引起全身血流动力学改变、慢性血管收缩, 还会对内皮细胞有直接的氧化损伤, 会导致血管水肿。长期吸烟者的脉络膜血管内皮细胞功能受损, 血管收缩, 吸二手烟会受到同样的损伤。

吸烟者和吸二手烟的人脉络膜比较薄, 而脉络膜变薄容易导致黄斑变性 (AMD)。

此外, 已有不少研究发现, 脉络膜变薄很容易促进近视进展 (推测是因为脉络膜血流减少, 导致巩膜缺血, 眼轴增长), 所以, 吸二手烟的儿童会更容易近视,或者近视进展得更快。

小结

吸二手烟会导致儿童脉络膜变薄,以后容易发生黄斑变性,也容易近视。为了孩子们的健康,家长少吸点烟吧!

问题 12

"一拳、一尺、一寸"阅读,很容易做到吗?

我们经常跟家长强调,儿童用眼行为习惯对预防和控制近视很重要,有两个原则可以有效预防近视和控制近视——这就是"近视的解药":

原则一:"一拳、一尺、一寸":读书写字时,胸口距离桌子一拳;眼睛距离书本一尺(33cm);握笔手指距离笔尖一寸距离。(其中最重要的是一尺,33cm 的阅读距离!)

原则二:20-20-20 法则:每近距离阅读(写字、读书、用手机、电脑等)20 分钟,眺望 20 英尺(6m)以外 20 秒。

但实际情况呢?虽然眼科医生和视光师随时在强调用眼卫生,但又有多少儿童可以做到一尺(33cm)的阅读距离?

如图 1-12-1 所示,小朋友日常自然写字阅读的距离(测量角膜到笔尖的距离)是 21cm。我们看到她没有"坐直"。而特意叮嘱她坐直、挺胸后,阅读距离可以达到 33cm。

儿童的阅读距离不足一尺(33cm)是常态吗?来看看临床调查研究的结果:

2015 年的一个调查中,对某小学五年级的正视和近视学龄儿童的阅读行为相关参数的测量发现,近视儿童的阅读距离为 25.5cm ± 5.3cm,正视儿童为 28.7cm ± 6.0cm。而对成人阅读行为参数的检查发现,发现成人配戴框架眼镜时的平均阅读距离为 32.76cm ± 6.93cm(能达到一尺阅读的标准)。

看来儿童身高、手臂长度比成人短很多,所以阅读距离也容易比成人距离近。做不到一尺阅读是常态啊,要做到"一拳一尺一寸"也不容易呢!

现代临床研究认为,阅读距离越近者调节滞后越明显,形成远视性离焦越明显,从而可能导致儿童近视的加深。

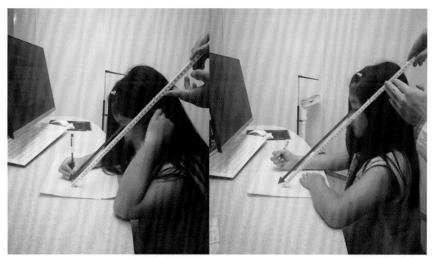

日常自然阅读 21cm　　　　　　　　坐直、挺胸阅读 33cm

图 1-12-1　习惯阅读距离 21cm，坐直、挺胸后阅读距离 33cm

小结

从近视防控的角度来说，儿童保持 33cm 的阅读距离是可行更是必要的，但知易行难，儿童是不容易做到的。家庭是儿童近视防控的第一线，家长要多关注孩子的阅读行为习惯，注意调整桌椅高度使儿童能保持一尺（33cm）以上的阅读距离——坐直了读书很重要！

很多孩子戴 OK 镜（或用其他近视控制方法）相当于"吃""近视解药"，但没有良好的用眼阅读习惯就是"近视毒药"，可别"又吃毒药又吃解药"啊！

问题 13

孩子是因为近视需要凑近看，还是因为凑近看了才近视？

我们眼科中心的工作人员发现一个 8 岁孩子在候诊区看书，书拿得很近，目测眼睛到书本的距离才十几厘米，立即上前向孩子和家长做健康宣教。家长说，我们是知道孩子近视的，一年前就发现近视 100 度了，但听"他们"说，孩子戴镜会越戴越近视，所以就没让他配眼镜。因为没戴眼镜所以他平时看书写字要凑近才看得清楚，之前也验过几次光，观察下来，孩子的近视没有明显增加。所以家长笃信"眼镜越戴越近视"，一直都没给孩子戴镜。充分沟通后，家长终于接受了睫状肌麻痹验光,孩子双眼睫状肌麻痹后的确都是 100 度近视。问题来了,这个孩子近视真的没有加深吗?

下面我们来做一下简单的计算和推理:

–1.00D（100 度近视）的近视眼,其能看清楚的最远距离（远点）是:屈光度的倒数,即 1/1=1m——不用凑近看书也肯定能看清楚的。

假设孩子不戴眼镜,裸眼在 12cm 阅读时,产生的调节刺激是:1/0.12–1=8.3–1=7.3D（因为不戴 100 度近视眼镜,所以省去了 1D 的调节刺激）。

如按经典的调节刺激 - 调节反应曲线计算（图 1-13-1）,7.3D 的调节刺激时,真实的调节反应在 5.5D 左右,即产生了 7.3–5.5=1.8D 的调节滞后。也就是说,这个孩子在 12cm 看书时,焦点在视网膜后 1.8D 的位置,这会是一个明显的远视性离焦。而这个远视性离焦是会促进近视的!

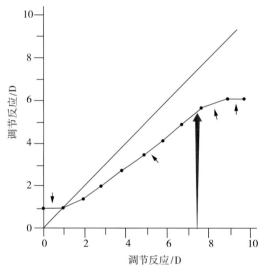

图 1-13-1　调节刺激 – 调节反应曲线

注:调节刺激 - 调节反应曲线中,横坐标是调节刺激、纵坐标是调节反应。在大概 1D 的调节刺激以下（即是 1/1=1m 距离以外）调节是超前的（因为基础调节张力的存在）;而在 1m 以内,阅读距离越近,调节越滞后,远视性离焦越多;而调节刺激大于 8D（对应阅读距离 12.5cm）以后,调节反应基本维持在某一水平,变化不大。

所以,家长正好把因果关系搞反了:孩子不是因为近视需要凑近看,而是因为太凑近看了才近视!

经追问,孩子从未做过睫状肌麻痹验光,这次是第一次做。推测一年前的验光检查没有做睫状肌麻痹验光,小瞳主觉验光把"假性近视"当"真性近视"诊断了,当时孩子的确没有近视。一年前不但没有近视,可能还有不少远视呢。

孩子可不是近视没加深,而是加深了很多呢!

因为家长迷信"眼镜越戴越近视",就没有给孩子配眼镜。如果一年前验光"发现100度近视"时就给配镜,在这样的阅读习惯下,今天恐怕已经有300度近视了。所以,戴不合适度数的眼镜可能会促进近视进展。

小结

1. 儿童睫状肌麻痹验光可以确诊近视,是有意义的,年龄越小越有意义。
2. 近距离阅读是近视的危险因素,谨记"一拳一尺一寸"!

问题 14

为什么说少给远视度数相当于多给近视度数?

一4岁男童,裸眼视力双眼0.25,一个月前去某医院做了睫状肌麻痹验光,没有复光直接给的配镜处方。按医院的病历记录,睫状肌麻痹验光结果为:

OD:+1.00DS/−1.75DC×180[等效球镜度:+1.00+(−1.75)×0.5=+0.13D]

OS:+1.50DS/−2.50DC×180 [等效球镜度:+1.50+(−2.50)×0.5=+0.25D]

配镜处方为:

OD:−1.75DC×180(1.0)[等效球镜度:(−1.75)×0.5=−0.88D]

OS:−2.00DC×180(1.0)[等效球镜度:(−2.00)×0.5=−1.00D]

我们做的主觉验光结果为:

OD:+0.50DS/−1.75DC×180(1.0)[等效球镜度:+0.50+(−1.75)×0.5=−0.38D]

OS:+1.00DS/−2.50DC×180(1.0)[等效球镜度:+1.00+(−2.50)×0.5=−0.25D]

也建议按这个处方配镜。

问题来了,家长说,上一个验配眼镜医院的医生说:"不用复光,直接配镜,前面的正度数是生理性远视,不用给,直接给散光就行。"这个说法对吗?

睫状肌麻痹剂药效消退后,睫状肌会恢复一点基础的调节张力,所以很多儿童复光的屈光度会比睫状肌麻痹验光的屈光度更近视一点。本案例中,按等效球镜度计算,我们做的主觉验光结果比睫状肌麻痹验光更负一点

（-0.50D），这对于 4 岁的儿童来说也是常见的情况。

但这位给处方的医生"直接在睫状肌麻痹下给的处方"就有些问题了。

我们说的"生理性远视"的前提是"远视"。如果孩子睫状肌麻痹验光后是近视，那就不存在"保留生理性远视"一说了。

如果近视也要"保留生理性远视"的话，那就是：睫状肌麻痹验光 -0.25D，保留 +1.50D 生理性远视，就是给配镜 -1.75D。25 度近视镜能矫正到 1.0，难道要配 175 度的近视眼镜吗？如果这样做就是近视过矫正。

所以，"保留生理性远视"只是在睫状肌麻痹后等效球镜度为正的情况下才运用的。

本案例睫状肌麻痹验光后等效球镜度是少量的远视（右眼 +0.13D，左眼 +0.25D），如果配镜处方按这位医生的说法（保留"生理性远视"，不用给正球镜），其实就是近视过矫正了。

从等效球镜度就可以看出来：医院给的配镜处方等效球镜度是右眼 -0.88D，左眼 -1.00D，与睫状肌麻痹验光后等效球镜度相比，分别多给了 1.00 和 1.25D 的负镜（近视过矫）。

而过矫近视，就是让焦点落在视网膜后形成远视性离焦，这就会传递一个信号给眼球——眼轴长长一点，使视网膜向后生长，这样焦点就落在视网膜上了——这就可能会促进近视进展（图 1-14-1）。

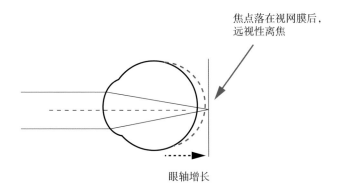

图 1-14-1　焦点落在视网膜后，会促进近视增长

所以，该医院医生的说法是不对的，给出的配镜处方也是不对的！

我们给的配镜处方，等效球镜度比医院又少给了右眼 0.50D，左眼 0.75D 的近视量，而且这是在 MPMVA（最正之最佳视力）验光原则下，视力同样是矫正到 1.0 的结果。这进一步证明医院给的处方是过矫的。

注意：少给正度数，相当于多给负度数，可能会促进近视进展！

小结

对于儿童来说，每少增长一点点的近视都会减少近视并发症的风险，都是值得我们去做好的，我们认为哪怕是能减少 25 度近视也是有意义的。很多时候家长花不少时间、精力和金钱验配 OK 镜，不就是为了尽可能地减少孩子的近视度数吗？所以，应该在每一个环节都做好。

本案例（或者类似）的情况其实是不少的，比如有时验光出现 +0.25DS/−1.75DC×180（1.0）时，验光师会因为这样的处方需要定制镜片（定制周期长），比较麻烦就会给 −1.75DC×180（1.0）的配镜处方了。表面上看矫正视力是一样的，但后者的处方相当于近视过矫正 25 度了，这也是对近视控制不利的——25 度也要重视！

问题 15

后巩膜加固术——高度近视患者最后的"救命稻草"？

一个 10 岁儿童，近视已经达 1 400 度。焦虑的家长询问：已经尝试过各种近视控制方法，OK 镜、多焦点接触镜、阿托品都试过，眼轴还在一年一年增加，怎么办？

儿童近视进展是由于眼轴不断增长造成，在眼轴不断增长的过程中，眼球就会像气球一样"被吹大"。当眼轴增长到一定程度时，眼球壁的各层组织（视网膜、脉络膜、巩膜）就会变薄，之后就很容易发生各种病理性的改变而发生一系列并发症，包括视网膜脱离、视网膜劈裂、近视性黄斑病变和脉络膜萎缩，严重的可致盲。

那如果可以加强/稳定后部巩膜的强度，是不是就可以防止或减缓眼轴的进一步增长，达到减少或消除上述病理视网膜和脉络膜并发症的目的呢？理论上是可行的。

很久以前眼科医生就期望通过加固/稳定后巩膜来减缓眼轴增长了（最早的相关文献是 1954 年的），但这一类研究比较"冷门"。最近几年全球的近视患病率和高度近视都迅速增加，加强后巩膜的手术和相关研究又重新活跃起来了。

一、后巩膜加固的三种方法

按已发表的文献研究,后巩膜加固的手术方法有三类:

(一)药物注射巩膜加强（injection-based scleral strengthening，SSI）

SSI 是在眼球后极部的 Tenon 囊下注射特殊的化学试剂,如 polyvinylpyrrolidone,acrilamidehydrazide,ethylacrylate,期望能强化巩膜胶原组织（图 1-15-1）。目前仅有两篇早年的研究（Avetisov,1997；Golychev,1989）报道了 SSI 控制进展性高度近视中的作用,还没有随机临床试验。近年来也没有开展 SSI 的相关报道。

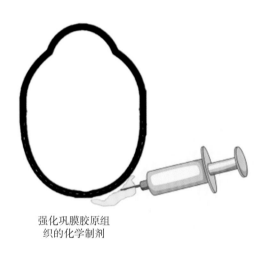

强化巩膜胶原组织的化学制剂

图 1-15-1　药物注射巩膜加强（SSI）示意图

(二)巩膜胶原交联术（collagen cross-linking for scleral strengthening，CCL）

交联是一种在聚合物工业中广泛应用的方法,可使聚合物变硬。在眼科领域,交联技术主要是用于处理生物力学不稳定的角膜,比如圆锥角膜或屈光手术并发症（角膜交联术）。角膜交联时,使用 370nm 波长的紫外线照射感光剂核黄素,使之激发产生活性氧族,与各种分子相互作用,诱导胶原纤维的氨基间发生化学交联反应从而加强角膜胶原纤维的机械强度。

那是否也可以对后巩膜做交联以达到加固或稳定病理性近视的巩膜呢?理论上可以,目前在动物试验研究中已经看到了这种可能性（图 1-15-2）。

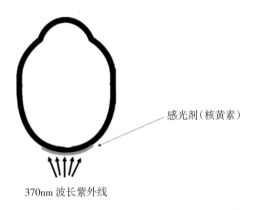

感光剂（核黄素）

370nm 波长紫外线

图 1-15-2　巩膜胶原交联术（CCL）示意图

我国学者（Miao，2015）的研究中，对供体眼球（不是活体）赤道部用 460nm 蓝光照射巩膜组织观察到了巩膜加固的效果。

巩膜胶原交联术要运用于临床还有很多挑战，比如：

1. 高度近视眼本身巩膜就很薄，紫外线会不会透过变薄的巩膜损害到视网膜？

2. 与角膜交联不同，后巩膜解剖位置深，如何充分暴露巩膜（如何把后部巩膜"翻转出来"暴露）应用感光剂和紫外线照射而不造成较多的眼球损伤？

3. 巩膜交联需要的剂量、术后的持续性需要进一步探索。

（三）后巩膜加固术（posterior scleral reinforcement，PSR）

后巩膜加固术就是用加固材料"垫"到后部巩膜处（图 1-15-3）。目前 PSR 已经应用于临床，主要针对成人和儿童高度近视患者。

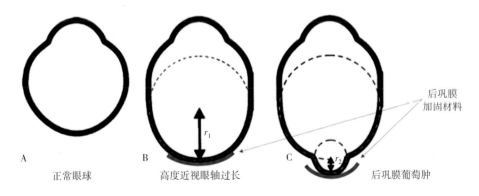

A　正常眼球　　B　高度近视眼轴过长　　C　后巩膜葡萄肿

后巩膜加固材料

图 1-15-3　后巩膜加固术示意图

高度近视后巩膜加固术最早主要在俄罗斯等东欧国家和中国开展较多。虽然在美国和澳大利亚也有学者提倡病理性近视患者做,但不是主流。

后巩膜加固术是在全身麻醉下进行,使用不同的 X 形或 Y 形的材料"垫"到后部巩膜以期达到加固后巩膜的目的。材料包括硬脑膜、肌腱、主动脉和异体巩膜等,按已发表的研究,临床医师最常用异体巩膜作为植入材料。

目前的多数研究都认为后巩膜加固术对高度近视患者能起到减缓眼轴增长的作用,但效果高低不一,但总的来说,我国临床开展后巩膜加固术并不多,并未被临床医师广泛认同和开展。

注:多数行后巩膜加固术的高度近视患者,近视在 –9～ –22D 之间、眼轴在 28～ 35mm 之间。

二、后巩膜加固术的缺点

1. 后巩膜加固术相关并发症累计范围广(风险大),这可能是限制其临床应用的主要原因。常见的并发症包括眼睑水肿、球结膜水肿、高眼压、前葡萄膜炎、脉络膜水肿、视神经挫伤、视神经压迫、涡静脉或睫状动脉损伤、球后出血和眼外肌损伤、斜视、视网膜出血和视网膜脱离等。

注:视网膜出血和视网膜脱离本来就是高度近视的常见并发症,所以很难说明其与后巩膜加固术的因果关系,很难判断是高度近视本身还是手术造成的视网膜出血和视网膜脱离。

2. 后巩膜加固术是需要在全身麻醉下进行的,对全身状况和麻醉要求高(这也是 PSR 的临床应用受到限制的原因之一)。

3. 要想把巩膜植入物精确定位于后极部巩膜,对应黄斑区的位置(图1-15-4),是不容易的。如果"垫"不到正确的位置,则起不到减缓眼轴增长的作用。

4. 异体巩膜不是理想的材料,目前正研究着生物相容性和生物稳定性更好的人工巩膜植入物材料,以减少感染和排斥的风险。

5. 儿童做后巩膜加固术术后,手术区眼周软组织容易发生粘连。如果以后需要二次手术,或者发生高度近视并发症(视网膜裂孔、视网膜脱离)需要再次手术的,粘连会增加二次手术的难度,影响手术效果。

未来,随着手术术式和植入材料的进一步发展,期待上述难题被一一攻破,使后巩膜加固术的临床疗效不断提高。

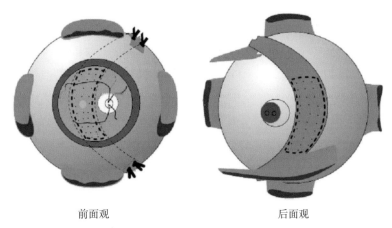

前面观   后面观

图 1-15-4   后巩膜加固术植入物的位置

四、小结

后巩膜加固是通过用注射化学药物、交联或者"外垫植入物"加固高度近视眼后部巩膜的治疗方法，临床研究认为对延缓眼轴有一定效果。目前应用于临床的是后巩膜加固术，但由于术式和材料还有很多不足和缺陷，并发症多，效果不稳定、效果难预测，目前还未被临床广泛认同和开展。

但随着技术的发展，后巩膜加固术还有发展的空间。

我们认为，对于超高度近视、病理性近视，尤其是眼轴过长的患者（儿童或成人），在已使用其他近视控制方案（如多焦点接触镜、阿托品等）的情况下，但仍然观察到眼轴进行性增长的，后巩膜加固术也许是最后的"救命稻草"。

如果不是上述情况，不建议轻易做后巩膜加固术。

问题 16

为了避免孩子近视，家长不让孩子读书值得吗？

今天遇到一家人带一 8 岁儿童来看近视，父母都是高度近视（父母都 80 后，都是 600 度左右近视，我们检查也未见病理性近视眼底改变）。经全面检查后，孩子就是单纯的近视，双眼均在 200 度左右。这并不是疑难杂症，即使要做角膜塑形,也会很容易。但家长却对孩子的近视问题焦虑不已,以后怎么办? 全家一致决定:哪怕学习成绩下降也要给孩子的阅读时间严格控制在1小时以内;孩子学了2年的钢琴也要退课;保证每天2小时户外活动等。

一、环境因素是近视爆发的首要原因

近视是多基因病,是指除了多个基因控制的遗传因素之外,还受环境等多种复杂因素的影响。从生物学的角度看,视近行为会使眼球向适应看近的近视眼发展,但这种生活模式造成的对人体基因的影响却是需要至少十万年级别的时间过程的。现代人的祖先智人大约在6万年前走出非洲开启了人类文明的进程,然而今天的人类基因和6万年前的智人并无太多差别。

虽然我们没有人类长期的近视患病率的数据,但是从人类文明在过去一万多年中的经济表现中可以看出,文明、经济的爆发式增长,带来了生活模式、用眼模式的巨大改变。而近视在全球的患病率也是在2000年后剧烈增加的,可以说今天高发的近视,主要是环境因素的改变造成的。近视是经济发展的副产品。

二、不能只看到近视爆发,还要看到人们的生活水平在迅速提高

新中国成立70年,我们的生活发生了巨大的变化。根据统计局的数据显示,1949年我国居民人均可支配收入仅为49.7元。今天,我国的居民人均可支配收入是28 228元! 名义上增长了566.6倍,扣除物价因素,实际增长了59.2倍,真正地实现了跨越式增长。上一辈的老人们,从"吃不饱、穿不暖"到现在要"饮食控制减肥",反映了人民幸福感的提升。数据显示,2016年中国大陆游客境外消费总额占全球旅游总消费额的20.9%,排名世界第一,其中约有一半用于购物。国人有钱了,中国的发展成为了世界奇迹。

这背后离不开的是每一个勤奋中国人的努力奋斗和奉献。正是今天孩子们努力地学习,才会有明天的中华文明建设的辉煌成绩。我们都知道现在的儿童(小学、初高中生)都背负着巨大的学习和竞争压力,孩子们天天过的都是"996"、甚至是"997"的生活,高强度的近距离用眼行为是近视爆发的主要原因。

作为医生来说,看过各种各样的近视儿童家长,有漠不关心的,有过度焦虑的,当然也有科学理性的。我想对于近视,我们更多的是做要做利弊的权衡:在学习/阅读带来的利益和近视带来的眼健康风险间做平衡。比如本文提到

的学钢琴的儿童,会不会因为要控制近视就会少了一个钢琴家呢(而且本案例的儿童父母也不是病理性近视,所以孩子近视还是环境因素为主,完全可以控制好)?如果能成就一个科学家,一个优秀的工程师、一个医生、一个人民教师或者一个律师,有一点近视又有什么关系呢?控制好眼轴,避免高度近视就行;高度近视定期检查,严遵医嘱就行。

三、家长对近视防控的态度最重要

虽然每个人的价值观不同,有人特别焦虑健康,有人特别追求事业上的成就,但也不能因噎废食走极端。我想,只要家长重视孩子的近视问题,有这一份意识,那就很好了。在专业医生的指导下做好近视控制,定期检查,未来哪怕是有近视并发症的风险,那也是可控可防的。

所以我们认为:户外活动、阿托品、角膜塑形……这些都是有效的近视控制手段,但这并不是最重要的。更重要的是家长对孩子近视防控的态度!

重点不是药物、不是 OK 镜,而是家长对儿童近视的重视程度,医师对家长和家长对孩子的健康教育。

我经常和家长说:您不要着急,虽然孩子这么小就这么高近视,但您已经带孩子来了,就这一份关注孩子近视的意识和态度就很好了。只要能坚持定期复诊,孩子的近视就不是大问题,相信医生、相信科学。

问题 17

18 岁以后近视还会继续进展吗?

近年来,全世界的近视患病率都在不断增高。我国各方都高度重视儿童近视问题,但只有儿童需要做近视进展观察和近视控制吗?成年以后近视还会进展吗?还需要控制近视吗?

大多数患者的近视进展会随着年龄增加而减缓,近视度数一般都在 20 岁前稳定。然而,我们临床上还是观察到有不少患者会在成年后近视度数还继续增加。最近读了几篇学术文献,发现即使是成年人,如果有持续高强度的近距用眼行为,也会在成年后继续近视。

高强度近距离工作的人群(特别是大学生、研究生),及本就是高度近视的人更容易成年后近视继续增加。对于这些在成年后近视仍持续进展的人群,有必要进行持续的屈光评估和治疗,以尽量减少高度近视相关并发症的风险。

早在 2000 年的一项研究发现,在有高等教育需求的成年人中,近距离工作对近视进展仍有影响。该研究对 224 个挪威工程系的学生(平均年龄 20.6 岁,117 名女性和 107 名男性)进行了为期 3 年的纵向跟踪研究。结果发现:3 年间近视平均增加 0.51D ± 0.49D(p=0.0001)。近视增加与阅读科研文献的时间和近距离工作时间显著相关,而与使用视频显示终端(VDT)或看电视(远距用眼)的时间没有关系。所以密集、高强度的近距工作(阅读)也可导致成年人近视的发生或发展。

其中医学、工程学、法律专业(阅读强度更大)的大学生在大学期间近视更容易继续进展。2013 年的一项对 2 053 名中国医学生(平均年龄 18.27 岁,女性 1 057 名,男性 996 名)进行的为期 2 年的纵向研究发现:近视患病率从 78.5% 显著增加到 84.1%,平均近视屈光度从 −2.52D ± 2.13D 显著增加到 −2.84D ± 2.16D。农村学生近视患病率和近视增加明显小于城市学生。女生的近视增加明显快于男生(可能是女生更勤奋)。

俄亥俄州立大学视光学院(Bullimore,2002),在一项对 815 名 20 ～ 40 岁之间戴隐形眼镜的成年人的回顾性研究中发现,有 21.3% 的患者在 5 年期间至少有 −1.00D 的近视进展。其中 20 多岁的近视进展者,比 30 多岁的常见。

另外一项对平均年龄为 35 岁的大学毕业生的调查发现,日常有较多时间阅读或使用电脑、手机的人群中,有 18% 的人近视在 18 岁以后还会继续进展 10%。

小结

现代人近距阅读的压力很大,看近的时间比看远处还多,可能每天有 10h 以上在看近(读书、写字、手机),而看远就两三个小时。已有不少研究发现即使是成年人,高强度的阅读也会导致近视继续增加。

所以,近视防控不是儿童的专利,成人也要爱眼护眼,成人也要注意控制近视!

采用良好的用眼行为模式非常重要,我们继续推荐 20-20-20 法则。

问题 18

儿童能戴隐形眼镜控制近视吗?

不少家长,尤其是老一辈的家长,都相信坊间流传的"儿童不能戴隐形眼镜"的说法。但现在儿童近视控制的有效光学矫正工具角膜塑形镜或多焦点接触镜,就是隐形眼镜啊,不是说儿童不能戴隐形眼镜吗?

来看看世界各国儿童戴隐形眼镜控制近视的情况。

虽然已经有大量的循证医学证据表明,角膜塑形镜和多焦点接触镜对儿童近视有控制作用。但在大多数的国家或地区(包括我国),使用各类眼镜、隐形眼镜和药物制剂(阿托品类药物)是属于"超出说明书"(off-label)使用的。

比如,最近美国 FDA 批准了首款用于延缓儿童近视发展的隐形眼镜(https://www.fda.gov/news-events/press-announcements/fda-approves-first-its-kind-targeted-rna-based-therapy-treat-rare-disease)成了家长关注的热点,其实这种隐形眼镜早就有了,也一直有医生用于儿童的近视控制,只不过原来是 off-label 的(即官方说明书指明是用于矫正视力,没有说有近视控制作用),现在被 FDA "正名",把"off"去掉,变为"label"的了(即官方说明书指明有近视控制作用)。而且 FDA 批准的是可用于儿童(children)的。

FDA 既然批准了隐形眼镜用于儿童近视控制,那儿童应该是可戴隐形眼镜的了。我国的国家市场监督管理总局尚未提出对接触镜配戴者的具体年龄限制。

(官网 http://www.samr.gov.cn;2018 年 4 月前的内容可以查询国家食品药品管理总局,官网 http://samr.cfda.gov.cn)

近年来发布的有关接触镜应用的相关专家共识,包括《硬性透气性接触镜临床验配专家共识(2012 年)》《中国角膜塑形用硬性透气接触镜验配管理专家共识(2016 年)》《软性接触镜眼健康相关内容白皮书——眼视光专家共识(2017 中国杭州会议)》中均没有提出对接触镜配戴者的具体年龄限制。

其中《中国角膜塑形用硬性透气接触镜验配管理专家共识(2016 年)》提到:年龄过小(<8 岁)儿童如有特殊需求,由医师酌情考虑并增加对安全的监控,且需有家长理解和签署知情同意书。

Efron N(2019)调查了 31 个国家(我国没有参与到调查中),2011—2018 年的 8 年间,≤17 岁儿童戴隐形眼镜控制近视的趋势和相关因素。国际隐形眼镜处方调查联盟（International Contact Lens Prescribing Survey Consortium）向各地的学者、行业代表、临床医生、隐形眼镜从业人员（视光师、验光师和 / 或眼科医生）发放了调查表，从调查表分析得到以下结果：

近视控制用接触镜占所有隐形眼镜类别的 2.3%，其中澳大利亚、奥地利、德国和瑞士的儿童配戴近视控制用接触镜的比例最多。

儿童近视控制用隐形眼镜的使用比例已经从 2011 年的 0.2% 提高到 2018 年的 6.8%；2016—2018 年硬性近视控制用隐形眼镜（主要是角膜塑形镜）的使用比例急剧上升（图 1-18-1）。

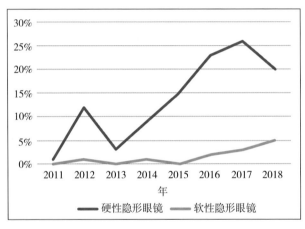

图 1-18-1　2011—2018 年间软性和硬性近视控制接触镜验配比例变化

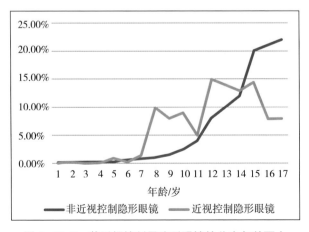

图 1-18-2　戴近视控制用隐形眼镜的儿童年龄更小

戴近视控制用隐形眼镜的儿童年龄更小(图 1-18-2)。近视控制隐形眼镜验配年龄中位数是 13 岁(以在 8～15 岁验配为主),而非近视控制隐形眼镜(以屈光矫正为目的的普通接触镜)验配年龄中位数是 15 岁。

小结

近年来,全球各国家地区的近视发病率都呈现高发、低龄化的趋势,儿童验配近视控制用隐形眼镜的比例在接受调查的 31 个国家地区都呈现急剧增加和低龄化的态势,其中硬性近视控制隐形眼镜的增加速度更快。

接触镜是儿童近视控制的一线光学矫正工具,年龄不是隐形眼镜验配的绝对禁忌。

问题 19

美国批准的能控制儿童近视进展的多焦点接触镜是什么东西?

2019 年 11 月美国 FDA 批准了首款用于延缓儿童近视发展的隐形眼镜,这是一种多焦点软性接触镜。

角膜塑形镜有近视控制作用的主流学说认为塑形后角膜会产生一种特殊的形态,这种形态会让周边视网膜形成近视性离焦状态。那能否把接触镜的前表面也做成类似塑形后角膜的形态,当配戴这样的接触镜时也能获得与角膜塑形同样原理的近视控制作用? 可以,这就是多焦点接触镜,包括多焦点软性接触镜(以下简称多焦软镜)和多焦点硬性透气性角膜接触镜(以下简称多焦 RGP)。因为角膜接触镜可随眼球的转动而一直位于角膜中央前表面,所以接触镜是形成周边 360° 近视性离焦的理想选择。

一、多焦软镜的设计

目前主流用于近视控制的多焦软性接触镜有两类设计。一类是周边光度渐变的多焦软镜,一类是正性附加光度与远矫正光度交替的同心圆设计接触镜。我国还有一种模拟角膜塑形形态的"软性角膜塑形镜"也属于这一类别(图 1-19-1)。

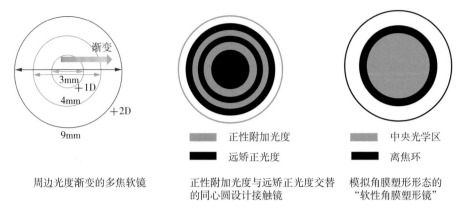

周边光度渐变的多焦软镜　　正性附加光度与远矫正光度交替　　模拟角膜塑形形态的
　　　　　　　　　　　　　的同心圆设计接触镜　　　　　　"软性角膜塑形镜"

图 1-19-1　不同设计的多焦软镜示意图

二、多焦软镜的近视控制作用

已有不少研究多焦软镜对近视进展的控制作用。在这些研究中,虽然用屈光度和眼轴评估的近视控制率不同(图 1-19-2),但总的来说,多焦软镜具有一定的延缓近视进展的作用(约 0.21D/ 年),能控制 25% ~ 50% 的眼轴增长(约 0.11mm/ 年),近视控制效率仅次于角膜塑形镜。

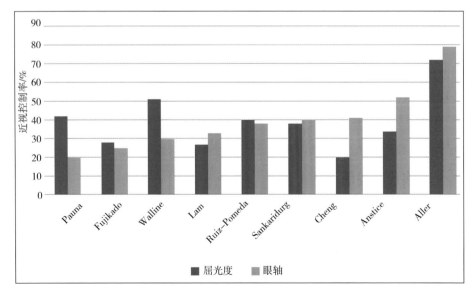

图 1-19-2　用屈光度和眼轴评估的近视控制率不同

值得一提的是,同心圆设计的多焦软镜在眼轴控制上比周边光度渐变的多焦软镜效果好(44.4% 与 31.6%),而在屈光度的控制上,二者差别不大(36.3% 与 36.4%)。Lam 等(2014)的研究中,平均近视控制率为 25%。近视控制率与戴镜时间正相关,如果儿童每天戴镜时间在 8 小时以上,近视控制率可达到 60%,但如果戴镜时间减少(比如仅部分时间戴镜),则近视控制率下降。研究未报告增加戴镜时间在 8 小时以上的近视控制率。

三、多焦软镜的优点

多焦软镜的验配与普通软性角膜接触镜类似,所以验配相对方便容易,无年龄限制,日戴抛弃型镜片可以减少并发症,提高配戴安全性。

多焦软镜近视光度可以做到 –10.00D(国外甚至可以做到 –20.00D),对于过平坦的角膜和眼睑紧的患者也适用,适用于无法接受角膜塑形或角膜塑形无法获得理想配适者。

配戴多焦软镜后做角膜地形图,可以看到角膜地形图的变化与角膜塑形后类似,可以认为多焦软镜是模拟了角膜塑形的效果。图 1-19-3 中是配戴两种不同设计的多焦软镜后的切线差异地形图。可以看出二者设计差异还是很大的:A 设计的中央光学区小(2.5mm)、离焦环提供的离焦量约 2.25D;B 设计中的中央光学区大(3.87mm)、离焦环提供的离焦量约 15D。

目前不同的镜片设计差异主要体现在离焦量和光学区直径的大小,而相应的近视控制效果也有不同。如何平衡二者获得最优的近视控制效果还需要进一步临床研究。

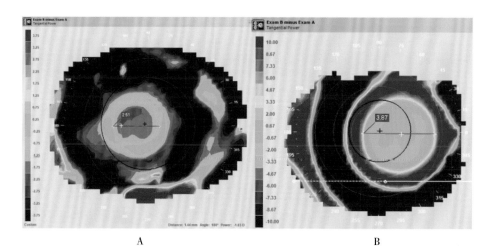

A   B

图 1-19-3　戴多焦软镜后的角膜地形图(切线差异图)

四、多焦软镜的缺点

软镜的散光矫正能力比较差,一般适合矫正 1.00D 以内的散光。虽然现在有复曲面的多焦软镜设计可以矫正和配适更高的散光,但只有月抛(半月抛)型的镜片有复曲面设计,安全性不如日抛型的镜片。而且目前还未见权威的 toric 设计多焦点软性接触镜(散光多焦软镜)的近视控制效率临床研究报告。

多焦设计意味着在瞳孔内可能会出现多个光度,这就会影响视觉质量。比如周边离焦设计镜片会导致外周视野模糊,我们的临床观察也发现部分配戴者无法耐受。Pete(2013)对比了不同设计的多焦软镜的戴镜视觉质量,发现在高对比度下,视觉质量都不受影响;但在低对比度下,其视觉质量都会显著下降。

目前多焦软镜的设计差异比较大,不同的品牌、设计不同,这意味着其离焦量、离焦环宽度、直径等都不同,对偏位、近视控制效果、视功能的影响都不同。所以具体的验配适应证和配适情况要根据具体的镜片设计来判断。

多数多焦软镜都是日抛型的,一般都是水凝胶材料制造,而水凝胶材料的透氧性相对较差,如果日戴的时间过长(超过 8 ~ 10 小时)则容易增加角膜并发症的风险。

五、多焦软镜的适应证和禁忌证

适应证:①等效球镜度≤–0.75D 近视儿童青少年,散光 <1.00D,球柱镜比 > 3∶1;②屈光度数增加≥0.75D/ 年的近视儿童青少年;③能够理解软性接触镜的作用机制及潜在的问题和矫治的局限性;④动机明确并依从性好,有良好的卫生习惯,能按医嘱定期复诊。

禁忌证:除一般软性角膜接触镜禁忌证外,还包括对多焦点软镜的认识上存在误区,期望值过高或不切实际者。

六、小结

多焦软镜也是一种有效的近视控制手段,适合不能做角膜塑形而又有近视控制需求的儿童。不同品牌的多焦软镜的设计有差异,也有相应的适应证,验配时要根据具体的检查结果做判断和选择。

多焦软镜的验配虽然不如角膜塑形镜复杂,但也需要相当的专业技能,建议家长去有医疗资质的机构验配。如果验配不当,反而可能会促进近视进展,或引起微生物感染等并发症。

更多相关的信息可以查看我们编写的《儿童近视防控——从入门到精通》一书。

问题20

吃什么食物可以防控儿童近视?

最近做了一些近视科普讲座,很多家长在询问,吃什么食物可以防控儿童近视?

对这个问题的第一感觉就是:营养和近视应该是没有关系的。如果营养不良会导致近视的话,那现在还没解决温饱问题的很多非洲国家应该是近视最高发的,然而实际情况是非洲是全球发病率最低的地方。

那么有没有医学文献研究讨论过近视与营养的问题呢?很遗憾,按目前查阅到的主流医学文献研究结论,没有确凿的证据支持近视与营养或营养不良相关。其中有几个研究还是很有意思,介绍如下:

新加坡眼科研究所(Lim LS,2010),对851名新加坡学生(平均年龄12.81岁±0.83岁)的研究发现如果饮食中摄入较高的饱和脂肪和胆固醇的儿童,眼轴更长。提示摄入较高的饱和脂肪和胆固醇可能更容易近视。

新加坡大学对317名3岁的幼儿(包括华裔、马来西亚裔和印度裔)进行了研究(Chua SY,2018),研究者让父母在6个月、9个月和12个月时填写食物记录量表来确定幼儿的营养摄入,并在3岁时进行充分睫状肌麻痹后电脑验光和眼轴测量,结果发现蛋白质、脂肪和碳水化合物的摄入对屈光度和眼轴都不相关。说明营养好坏与否与近视无关,均衡饮食最好;营养素补多了容易肥胖。

此外,临床对照研究发现(Trier K,2008)咖啡因代谢物7-甲基黄嘌呤(7-MX)有可能降低儿童近视增长速度,但目前全球只有丹麦批准这种药物(7-MX)作为延缓儿童近视进展用。虽然7-MX是咖啡因代谢物,但家长可别指望通过多喝咖啡(或茶)来控制近视,该研究中儿童服用的7-MX是400mg,如果要达到有效剂量,每天得喝几公升咖啡才会有用——而这样喝咖啡肯定是不健康的。

注：目前各类含有咖啡因的饮料(咖啡、茶叶、可可)含咖啡因在 0.1～0.25g/kg 间,约占成品(茶叶、咖啡)的 2%～4%。

小结

1. 就目前的科学研究而言,近视与营养不相关,所以很遗憾,期望通过补充某种营养素来控制近视是不切实际的。

2. 少吃富含高饱和脂肪和胆固醇的食物也许对控制近视有用,而且少吃高饱和脂肪和胆固醇对心血管系统有好处。

3. 7-MX 对近视控制的作用还在研究中。

注意,有很多文献研究认为特定的营养素,如叶黄素、锌、胡萝卜素、维生素 A 等对眼睛有好处,如干眼、视网膜、黄斑病变等,但和近视无关。

问题 21

儿童长个子时就会长近视吗?

很多人发现儿童身高增长(长个子)时,常常近视也增加得快,这个观察结论有科学依据吗? 可否认为看到儿童身高快速增长时就要警惕近视会快速增加了?

为此,我们查阅一些文献研究来回答这个问题。

新加坡学者(Yip VC,2012)调查了 1 779 名学龄儿童,包括 1 329 名华裔、316 名马来西亚裔、114 名印度裔和 20 名其他种族的儿童。连续观察他们的身体发育情况(包括身高增长情况),并检查眼轴和屈光度(充分睫状肌麻痹后电脑验光)。每年检查一次,平均随访 5.7 次 ±1.3 次(即平均追踪 5.7 年)。结果发现身高提前发育的儿童,近视的发病年龄和眼轴增长也相应提前。身高增长峰值与近视或眼轴的发展峰值相关,其中近视增长高峰(10.31 岁)比身高增长高峰(11.47 岁)早出现约 1 年(表 1-21-1)。如果儿童身体发育得比较早,即在较小年龄就出现身高的快速增长,则其近视发生和眼轴快速增长的年龄也较小。推测这可能是由于生长激素激增的结果(生长激素促进身高增长)。有动物实验表明,给大鼠服用生长激素可导致大鼠眼轴明显增长。

表 1-21-1　身高增长，近视、眼轴的增长峰值比较：近视增长高峰（10.31 岁）比身高增长高峰（11.47 岁）早出现

不同类别增长峰值年龄	统计量	所有人 n=1 779	男孩 n=892	女孩 n=887	P 值
身高增长峰值年龄 / 岁	均值（标准差）	11.47（1.53）	11.97（1.65）	10.98（1.22）	<0.001
	范围	（7.38～14.99）	（7.38～14.99）	（7.69～14.82）	
眼轴增长峰值年龄 / 岁	均值（标准差）	10.64（1.7）	10.72（1.73）	10.55（1.66）	0.04
	范围	（7.37～14.99）	（7.37～14.99）	（7.37～14.98）	
等效球镜度增长峰值年龄 / 岁	均值（标准差）	10.31（1.58）	10.33（1.64）	10.29（1.52）	0.65
	范围	（7.39～14.98）	（7.39～14.98）	（7.40～14.90）	

　　一项印度的调查（Nirmalan，2004）在对 5150 名年龄在 40～85 岁间（中位数 50 岁）的成年女性调查中也发现：初潮年龄早于 14 岁的女性近视患病率较高。也就是说：青春期来得早的，近视也来得早，也更容易近视。

　　在一项美国的研究（Hyman L，2005）中，6～9 岁的儿童近视发展速度最快，而且女孩比男孩近视发展速度更快。青春期在 8.9～11.2 岁间开始，而女孩青春期开始更早，所以女孩的青春期和身高增长高峰出现得比男孩早 1～2 年。

　　我国进行的一项对 553 对双胞胎的研究（Wang D，2011）发现 7～15 岁儿童的眼轴和身高的横断面和纵向变化是同时发生的。其中女孩的眼轴变化更大，而男孩的身高变化更明显，说明眼轴的生长和身高的变化可能是不同的机制控制的。同时，眼轴变化峰值年龄比身高变化峰值的年龄早约 2 年，即先出现近视增长高峰，之后身高增长的高峰才会到来。（推测诱导眼轴增长和诱导身高增长的机制和激素是不同的。）

小结

1. 儿童身高增长与近视增长的确相关，但常常是先近视快速增长，后身高

快速增长(二者相差 1~2 年)——说明当看到身高快速增长时,近视的快速增长期其实早 1~2 年就开始了。近视防控需要做在"身高快速增长"之前。身高增长快,不是警惕近视增长的观察指标(已经滞后了)。

2. 青春期来得早的,近视也来得早——性早熟更容易近视。

3. 女孩比男孩容易更早出现近视和眼轴增长——说明女孩的近视防控更要重视。

问题 22

睡眠不足会导致近视吗?

我们眼科中心的近视科普墙上贴着"睡眠和近视有什么关系吗?"的宣传画。保证充足的睡眠对眼健康有好处,但好在哪呢? 能防控近视吗?

为了回答这个问题我们查阅了些文献,发现这里"水很深",这个问题很不简单,是一个非常前沿、复杂的领域。

一、什么是生物钟(昼夜节律)

日出而作,日落而息,就是昼夜节律。昼夜节律是一种 24h 为周期的生物节律,是一种基于细胞的自主分子计时机制。生物钟调节着睡眠和清醒、血压和心率、运动、激素分泌、体温、新陈代谢和许多其他生理过程的日常节律。这些节律大部分是由下丘脑视交叉上核的"主时钟"直接或间接控制的。

二、生物钟(昼夜节律)主要由环境光照调控的

环境光是保持生物钟最重要的因素,所以光照与昼夜节律密切相关。视黑素(melanopsin,也有翻译为"黑视素"的)是一种表达在自主视网膜感光神经节细胞(intrinsically photosensitive retinal ganglion cells——ipRGCs)上的感光色素,具有直接感光的特性。视黑素与视杆蛋白和视锥蛋白类似,但其作用光谱不同,最大吸收范围为 484nm(蓝光);它会通过视网膜下丘脑束一系列的信号级联过程将光刺激信号传递至昼夜节律控制系统——视交叉上核。而 ipRGCs 的主要作用是调节松果体褪黑素的释放。日间自然光含有蓝光(484nm)抑制褪黑素分泌,让人精神抖擞;太阳下山后,没有蓝光(484nm)刺激时褪黑素分泌增加,让人昏昏欲睡——该睡觉了。

光照与节律变化的关系,是治疗时差反应的基础,比如现在有帮助倒时差的眼镜就是基于这种原理。这种眼镜会发出特定波长的光刺激下丘脑视交叉上核调节(刺激或抑制)褪黑素在不同时段的分泌水平,调节佩戴者生物钟节律以达到帮助倒时差的作用。

三、昼夜节律与屈光发育相关

早在 1957 年 Jensen 在顶级期刊 *Science* 的文章就报道了持续黑暗或持续光照(打破昼夜节律)会影响对小鸡的屈光发育,当时就提出假设,如果没有正常的昼夜节律(光/暗周期)可能会导致异常的眼球生长和屈光不正。近年来,越来越多的证据表明昼夜节律和眼球生长、屈光发育有关。人类和动物的眼轴和其他解剖生理特征都会受昼夜节律的影响。

(一)人工照明与自然照明有很多差异

和"日出而作,日落而息"的古人相比,现代人工照明(夜间照明的增加)让我们的生活方式发生了天翻地覆的变化。而且照明科技在快速发展,从早期的白炽灯到荧光灯、LED(发光二极管)灯,不同照明的光谱和亮度也在变化。日间我们待在室内工作,室内的照明情况与自然光大不相同,而太阳下山后我们又有各类强弱不等,光谱不同的人工照明,有电视/电影可看,有手机/平板电脑可玩,我们随时随地都收到不同类型、强度、波长的人工照明影响。

自然和人工照明的差异具体表现为:

(1)室内照明强度一般在 100~500 勒克斯(lx);户外自然光的照度依大气条件而定,在 1000~10 万勒克斯之间。这样褪黑素分泌的节律在户外和室内环境(包括白天和晚上的人工照明)差别就会很大了。

(2)夜间的照明情况复杂,大面积的人工照明和云/尘埃对这些光的反射/折射会照亮整个天空,形成夜空漫射光(不包括月亮、星星和其他自然光)。阴天云层厚,产生的夜空漫射光比晴朗的夜晚更强。而且随着云量的变化,亮度变化也非常快。

(3)发光电子产品,如电视、电脑和手持设备(发射出蓝光抑制褪黑素分泌)都会扰乱儿童和青少年的正常睡眠行为导致生物节律紊乱。

(二)人工照明会影响眼球生长和屈光发育

1999 年发表在顶级科技期刊 *Nature*(Quinn,1999)上的一个对 479 名儿童的回顾性研究,发现儿童 2 岁前如果是夜间开着灯睡觉(占比 48.4%)的,近视发生率 5 倍于关灯睡觉的。这个研究结果很出人意料。但是在这之后有多个研究想证明"夜间开灯睡觉容易近视"这一论断,都未能重复这个结果,学者们提出了不同的意见(他们发现夜间托儿所在孩子们夜间睡觉时照明与否与近视发展无关,而且还认为那些给儿童开着灯睡觉的很多父母是近视眼,也许是近视遗传而不是开灯睡觉造成的儿童近视。)

在(Nickla,2016)的动物实验中,在午夜时分给小鸡 2 小时光照暴露,就会让小鸡在之后的 6 小时内引起"急性"的眼轴增长。提示夜晚的光线变化会改变眼轴和脉络膜厚度的节律,而昼夜节律失调可能会导致近视发生。

视网膜是脊椎动物唯一的感光器官,视网膜传入的光信号是中枢控制昼夜节律的基础。白天,本应在户外(高照度环境)生活的却在室内(低照度环境),晚上本应睡眠的,却用人工照明生活,这就会打乱昼夜节律。

Robinson J(1991)报道时,成人眼睑对 700nm 光的平均透光率为 14.5%,新生儿为 21.4%,对 580nm 以下的光的透光率均下降到小于或等于 3%。Ando K(1996)报道通过眼睑的光透射率为 0.3% 的蓝光、0.3% 的绿光和 5.6% 的红光,所以眼睑相当于是红色滤镜。这提示闭眼并不能完全阻挡光对昼夜节律的影响。即使睡眠时,光线也能到达视网膜,(尤其是白炽灯或富含长波长红色光的光源)从而影响昼夜节律。

(三)睡眠不足与近视相关

Jee(2016)对 3625 名韩国青少年的调查发现睡眠时间与近视呈负相关,睡得越少,越容易近视(每减少 1 小时睡眠,近视增加 0.10D)。Ayaki(2016)对 486 名年龄在 10 到 59 岁间的近视患者的调查报告称儿童的睡眠质量与近视相关,其中高度近视组影响最严重。

Zhou(2015)对 1970 个平均年龄 9.8 岁的儿童调查认为,近视和睡眠障碍在儿童中很普遍,但二者没有相关性。

这些调查说的都是近视和睡眠不足的相关性,但不能说明因果关系,即无法得知是由近视导致睡眠不足,还是睡眠不足导致近视。

四、我们的几个建议

我们认为,引起近视的不是睡眠不足,而是光照变化导致的昼夜节律紊乱。比如,同样都是睡不够,但如果是在黑暗环境中睡(只是没睡着),对近视没有促进作用;而如果是在光亮的环境中不睡觉(有光的作用),那就可能促进近视。所以到点睡觉很重要,如果想多学习一会,夜间在黑暗中听音频学习是不会促进近视的。

孩子如果要在室内学习和阅读的话，白天、相对高照度更好，这与自然的光暗周期吻合；而不宜在夜间（尤其深夜）熬夜学习和阅读，因为深夜用高照度光源照明与自然生物节律冲突（而低光照也会促进近视进展）。所以，作业越早做完越好，不要拖延到深夜做作业。

早睡早起暗合自然光暗规律，也对防控近视有益。

很多学校布置的作业是要求用电子设备（手机、平板电脑等，发出抑制褪黑素的蓝光）完成的，所以要用电子设备就早用，不宜睡前用。所以，先完成电子设备作业，再完成纸质作业，最大化减少人工照明（尤其蓝光）对生物钟的影响。

儿童睡眠时关灯，同时卧室用遮光窗帘，阻挡夜间"光污染"的影响。

Hughes（2015）的研究认为，在中午时分（光照最强）光照引起的生物节律变化最小，所以，也许在中午增加户外活动（包括在户外阅读）能起到最好的近视预防效果。

到这里可能有人问，褪黑素就是调整时差、改善生物节律的药物，那么是否睡前吃褪黑素可以控制近视呢？褪黑素在眼生长调节中的作用尚不明确，其对近视的影响非常复杂，目前还没有研究清楚。动物实验发现给小鸡眼内注射褪黑素（Hoffmann，1996）或全身注射（Summers-Rada，2006）都没有控制眼轴增长的作用。家长可别乱给孩子吃褪黑素，褪黑素吃多了也有副作用。

五、小结

昼夜节律对眼球生长、屈光发育、近视化有影响，但机制非常复杂（有些研究结果甚至是互相矛盾的），目前还没有研究清楚。但这是一个近视防控的新方向，能对在什么时间户外活动，在什么时间阅读，在什么时间睡眠提出防控近视的新的指导意见。

问题 23

打乒乓球有近视防控作用吗？

最近连续有家长询问是否可以给孩子打乒乓防控近视，已经在寻找能打乒乓球的场地、场馆甚至是上学习班、请教练了……因为听很多人说打乒乓球是儿童近视防控的有效方法，所以一定要让孩子去打乒乓球。

有人说,打乒乓球能防控近视是因为打球的过程中眼睛需要注视球:球不断地远 - 近来回运动,在注视球的过程中,调节刺激不断变化,所以打乒乓球能训练调节,而调节训练好了就可以防控近视。

乍一看有道理,但仔细分析还是经不住推敲,分析如下:

首先,人眼需要"看清楚"才能刺激调节,在打乒乓球的过程中,球上也没有"字"(没有注视视标),而且乒乓球是高速旋转的。即使乒乓球上有视标(有商标),眼睛也不可能看清高速运动、旋转的球上的视标。所以我们的眼睛没有,也不可能去看清楚乒乓球上的视标,所以是无法引发调节的,何谈能训练调节?

其次,调节是需要在近距离诱发的。我们接球的时候,乒乓球到眼睛的距离起码是一臂的距离(50cm),50cm 距离的调节刺激是该距离的倒数,即 1/0.5=2D。即使是从看对面 3m 远到看近距 50cm,产生的调节刺激变化也就 1/0.5–1/3=1.67D,这点调节刺激变化对于调节训练来说,是比较弱的,即使有,意义也不大。

再次,人的调节反应速度是有限的。一般调节的反应时间是 0.12～0.45 秒,而乒乓球的运动速度快的时候可达到 30m/s。也就是说,从 3m 以外对手击球到接球就 3/30=0.1 秒的时间,这点时间还不够调节的神经反应速度的。

所以,打乒乓球其实是一种手眼协调,考验的是眼的察觉、扫视、追随和手 - 眼协调的能力。要接到球,并不是靠眼睛去"盯着"球看,也不需要看清楚球的,而是靠感觉,靠手感!想象一下如果真的是要"盯着球"才能接到球的话,那打球的过程中,球员是得像小鸡啄米一样不断点头的(看远抬头,看近低头)。

注:网球最高时速 244.6 公里,即 68m/s;羽毛球扣杀最高时速 330 公里,即 89m/s,乒乓球最高时速 126 公里,即 35m/s;乒乓球的旋转速度达到 100 圈/s(rps)以上。

因此,打乒乓球并不是训练调节的过程。

有家长说,别人家的孩子打乒乓球的确是没有近视或者近视进展慢了,表面看起来是打乒乓的作用,但只能说二者有相关性而没有因果关系。可以理解为,打乒乓球的时候,没有近距离阅读了,打球时是注视着至少 2m 以外的,这也许才是起到近视防控作用的原因。不打乒乓球,只是站在球桌边看着对面也能起到相同的近视防控作用。

我们认为如果是为了防控近视,多做户外活动(不一定要运动,仅仅是日间待在户外就可以）效果会更好。家长大可不必专门去寻找能打乒乓球的条件和资源（还要看孩子是否对打乒乓球有兴趣）。当然，在户外打乒乓球是有近视控制作用的，但起作用的是户外活动，而不是打乒乓球。

小结

能给孩子打乒乓球自然是好事，但是资源（时间、金钱）是有限的，乒乓球馆也是有限的。减少近距用眼强度，增加户外活动是近视防控的有效方法。家长不用执着于用打乒乓球的方式来防控近视。

同理，打羽毛球也一样。

问题 24

什么兴趣爱好对儿童近视防控有用？

很多家长询问，想给孩子上一个兴趣班，有没有什么兴趣爱好是可以防控近视的？

①每天日间户外活动 2 小时；②阅读写字保持"一拳、一尺、一寸"；③"20-20-20"法则 [每近距离用眼 20 分钟眺望远距 20 英尺（即 6m）以外 20 秒] 是近视防控的"自然疗法"。所以能满足上述 3 个法则的兴趣爱好都是对儿童近视有防控作用的。

其中比较难做到的其实是第②条——阅读写字保持"一拳、一尺、一寸"。对小朋友来说，保持良好的读写姿势是很困难的，一旦形成不良姿势还很难改正，而且家长也无法监督孩子在学校的读写姿势，因此这看似容易的"治疗方法"反而是最不容易做到的。

很多孩子在用角膜塑形镜控制近视，这就相当于近视的"解药"，但不良读写姿势就是近视的"毒药"，近视控制可不能只用"解药"而不消除"毒药"的影响。所以纠正不良读写姿势（消除"毒药"）很重要。

门诊发现练习书法，尤其是写毛笔字的孩子都能保持良好的读写姿势：他们写字时坐得笔直，头部的倾角也比较小。因此，如果要我来推荐一个兴趣爱好的话，我会建议给孩子培养书法——写毛笔字的爱好！理由如下：

用毛笔书写时，要求毛笔垂直于纸张，甚至是要求"悬肘"，所以很容易做到"一拳、一尺、一寸"，对于儿童来说，用其他笔书写时，很容易"趴"在桌上，眼睛到书本的距离远远达不到一尺（33cm）的距离。当练习写毛笔字以后就比较容易养成良好的读写姿势,保持"一拳、一尺、一寸",当形成良好的读写姿势以后,即使用钢笔、圆珠笔写字时也容易保持像写毛笔字一样的习惯。

小结

写毛笔字也许是有利于近视防控的好兴趣。

问题 25

滴降眼压的眼药水能控制近视吗?

今天门诊有一位家长问:医生让孩子每天滴降眼压的眼药水,说这样可以控制孩子的近视进展,这种做法是否合理?

注:青光眼患者眼压高,会造成一系列的视神经损害,治疗的核心方案就是降低眼压到正常范围内。降眼压药是青光眼患者的常用治疗药物。

这个问题问的其实是:眼压是否与近视相关? 是否因为眼压高,眼球就像气球一样在更高的眼内压作用下气球吹得更大,眼轴更长,更近视? 如果是这样的话,降低眼压,就可以延缓眼轴的增长?

这个推导听起来很有道理,但实际真是这样的吗? 为此,我做了一些调研,结果却和想的不一样。

一、眼压和眼轴都有昼夜节律波动

在动物和临床研究中,眼压（IOP）是有明显的昼夜节律的(大鼠:Krishna et al.,1995;兔子:Rowland et al.,1981;Liu and Dacus,1991;Schnell et al.,1996;小鸡:Nickla et al.,1998;Papastergiou et al.,1998;人:Drance,1960;Henkind et al.,1973;Frampton et al.,1987)。比如小鸡的眼压白天高,夜晚低,其相位与眼轴波动节律相似,而且即使在恒定的黑暗中节律也会持续存在,只是振幅较小。那么眼压会不会影响眼轴的增长,进而影响近视的发展?

二、眼压与眼轴变化没有因果关系

但研究认为,眼压与眼轴变化没有因果关系。理由如下:

1. 如果眼压增高会造成脉络膜变薄和眼轴增长,那二者的变化峰值应该是一致的,即:眼压最高的时间对应着眼轴最长的时间。然而,在对鸡的研究中发现眼压变化峰值常常领先眼轴变化峰值数小时,即眼压先升高,而数小时后,脉络膜才变薄,眼轴才变长(而此时眼压已经降低了)。

2. 研究认为巩膜蛋白多糖合成也是有昼夜节律的(Nickla et al., 1999),而这种节律可能是支持眼轴长度波动的依据,而巩膜蛋白多糖合成与眼压波动无关。

3. 形觉剥夺会减弱或消除光/暗周期,而且会使眼压节律与光/暗周期不同步,但对眼轴节律没有影响(Nickla et al., 1998)。

4. 临床研究也得到了类似的结论,学者认为眼轴的波动节律并不是对眼压变化做出反应的"被动扩张、收缩"结果(Wilson, 2006; Chakraborty, 2011)。Wilson(2006)的研究中,受试者每隔 3h 测量一次眼压和眼轴,平均峰值出现在下午,但受试者之间、2 天之间的测量值存在差异,当天测量的各个峰值之间没有相关性。比如:第一天的眼轴(axial length)波动高峰出现在上午 10:00 和晚上 22:00,但对应时间的眼压(IOP)波动高峰却是最小的(即:眼轴波动大,但眼压的变化却最小);眼压波动高峰出现在下午 16:00,但对应时间的眼轴波动高峰却是最小的(即:眼轴波动小时眼压的变化却最大);第二天的测量中二者波峰间的关系又发生了变化。说明眼压与眼轴的波动无关——提示对正常眼使用降低眼压的策略,不会影响眼轴的增长。

三、不宜使用降眼压药作为儿童近视控制的手段!

Jensen H(1991)的研究认为,每日两次使用 0.25% 的噻吗洛尔(一种 β 受体阻滞剂降眼压药)对控制儿童近视进展没有作用。目前动物实验或临床研究都认为正常范围内的眼压与眼轴增长没有因果关系,不宜使用降眼压药作为儿童近视控制的手段,毕竟长期使用降眼压药可能还会带来副作用。

注:婴儿眼球壁组织软,而先天性青光眼患儿眼压异常增高,会使得整个眼球增大。这与本文说的"正常眼压范围"内眼压与眼轴增长无关是不同的概念,不宜混为一谈。

问题 26

特殊时期,孩子"宅"家如何防控近视?

2020 年春,一场意外的"新冠肺炎"席卷了中国大地,普通人"宅"在家不外出就是最好的抗击病毒的方式。很多家长询问,孩子"宅"家天天看书、做作业、上网课、追剧……如果遇到这样的特殊情况,孩子"宅"在家怎么防控近视呢?

户外活动是预防儿童近视的有效保护因素(详见我们出版的《儿童近视防控——从入门到精通》),"宅"在家不能外出的确对近视防控不利,但我们仍然有以下 10 个方法对儿童近视防控有用:

1. "一拳、一尺、一寸":读书写字时,胸口距离桌子一拳;眼睛距离书本一尺(33cm);握笔手指距离笔尖一寸距离。(其中最重要的是一尺,33cm 的阅读距离!)

2. "20-20-20"法则:每近距离阅读(写字、读书、用手机、电脑等)20 分钟,眺望 20 英尺(6m)以外 20 秒。

3. 看电视的距离保持 3.5m 以上。

4. 日间在阳台或窗边活动(包括阅读、做作业),可达到接近户外活动的效果。

5. 阅读照明照度在 500lx 以上(推荐家长购买一个照度计测量照度);详见前文——改善照明能防控近视吗?"

6. 白天完成作业最好,不宜在夜间(尤其深夜)熬夜学习和阅读,因为深夜用高照度光源照明与自然生物节律冲突(而低光照也会促进近视进展)。所以,作业越早做完越好,不要拖延到深夜才作业。

7. 手机、平板电脑等,发出抑制褪黑素的蓝光,会影响生物节律,可能与近视进展相关。很多学校布置的作业和 / 或网课是需要用电子设备完成的,所以要用电子设备就早用,不宜睡前用。而且要先完成电子设备作业,再完成纸质作业,最大化减少人工照明(尤其蓝光)对生物钟的影响。

8. 早睡早起暗合自然光 / 暗规律,对防控近视有益。

9. 睡眠时关灯,同时卧室用遮光窗帘,阻挡夜间"光污染"的影响。

10. 家里挂一张简易的视力表,定期给孩子查视力,观察视力的变化。

第二章

儿童屈光不正常见问题

眼镜戴上就摘不下来了?

有家长询问,孩子才7岁,就发现近视了,虽然度数不高就100多度,医生说要戴眼镜,但实在不愿意这么小的孩子戴眼镜,因为有人说:眼镜戴上就摘不下来了。

有关低度近视是否需要戴镜,可以参考《视光医生门诊笔记 第2辑》第四章第二节"低度近视、低度远视、低度散光要戴镜吗?"。

本部分不讲专业,就从生活的角度来谈谈我对"近视了该不该戴镜"这一问题的看法。

一、"眼镜戴上就摘不下来了"是"由奢入俭难"

由奢入俭难,说的是好日子过习惯了,就回不去过苦日子了。戴了眼镜就摘不下来了就是"由奢入俭难"。戴了眼镜以后,看到的世界就清晰了,眼镜就摘不下来了。这就好像:

以前没有智能手机,手机就是用来打电话而已(没有眼镜,看世界一片模糊);现在智能手机太方便了(戴镜看世界清晰了),离不开手机了(眼镜摘不下来了)。

以前天天粗茶淡饭,过年才有肉吃(没有眼镜,看世界一片模糊);现在生活水平大幅提高(戴镜看世界清晰了),再也过不了粗茶淡饭的生活了(眼镜摘不下来了)。

以前几家人住在一起,没有卫生间、搬蜂窝煤、在过道里做饭(没有眼镜,看世界一片模糊);现在居住条件大幅提高了,有独立的厨房、卫生间,不需要几家人挤在一起住了（戴镜看世界清晰了），再也过不了以前"群居"的日子了（眼镜摘不下来了）。

以前都是手洗衣服（没有眼镜，看世界一片模糊），现在有了洗衣机（戴镜看世界清晰了），再也不想手洗了（眼镜摘不下来了）。

难道有更方便的更好的生活还要回到过去过"苦日子"吗？

难道为了避免"戴了眼镜就摘不下来了"，就一定要坚持看不清世界（过"苦日子"）吗？

二、戴眼镜对眼睛有一定的保护作用

长期暴露在紫外线下对眼睛是有伤害的，容易发生翼状胬肉、日光性角膜炎、白内障、黄斑病变。戴眼镜就可以减少紫外线对眼睛的伤害，同时在风沙、灰尘大的环境里，戴眼镜也可以减少异物进入眼睛的风险。未来人们的寿命可能都在 90 岁，甚至 100 岁以上，而年龄越大，紫外线对眼睛伤害的累计效应就越容易表现，从小就保护眼睛，尽可能地降低紫外线的影响有何不好？

三、如果真不想戴框架眼镜，以后还有很多可选择的屈光矫正方式

因为高度近视会带来很多严重的致盲眼病，所以，对于儿童来说，重要的是控制近视进展，避免发展为高度近视。如果近视度数控制了，度数不高的，成年以后可以选择做角膜屈光手术，把自己的角膜变成隐形眼镜的形状（就像戴着自己的角膜组织做的隐形眼镜，不用每天摘戴了），或者做 ICL 手术，把框架眼镜变小放到眼球里面去，就不用戴镜了（在眼球里永远戴着眼镜）。

小结

近视了，该戴眼镜就戴吧，没什么不好的。如果验配了眼镜，以后又不想戴眼镜，人眼就会不习惯回到不清晰的世界，由奢入俭难。

问题 2

既然儿童配镜要看复光的结果，为什么还要散瞳验光？

医院给儿童验光配镜的流程一般是：小瞳电脑验光（或称为非睫状肌麻痹

电脑验光)→小瞳主觉验光(不是所有医院都做这一步)→散瞳验光(睫状肌麻痹验光)→复光(睫状肌麻痹剂药效消失后再做主觉验光)→配镜处方。

有人询问:既然最终给配镜处方都是参考复光的结果为主,散瞳验光还有什么意义?为什么不直接参考第一次非睫状肌麻痹后主觉验光的结果配镜,即:小瞳电脑验光 →小瞳主觉验光→配镜处方,这样不是可以提高很多效率?

一、不同验光方式的意义

(一)小瞳电脑验光

小瞳电脑验光是未使用睫状肌麻痹剂,自然状态下,可能有调节参与的情况下用电脑验光仪做的验光结果。如果调节控制不良的话,验光结果很容易向负度数(近视方向)偏移。即是:远视度数会比真实的变低,平光的变为近视,近视的度数会比真实的更高。一个正视眼的 6 岁儿童,电脑验光测量出 -7.00D 的近视,这种情况都很常见。年龄越小,这种情况越容易发生,所以对于调节强的儿童,小瞳电脑验光的结果不可靠。

(二)小瞳主觉验光

根据小瞳电脑验光的结果,按 MPMVA 原则做的验光。MPMVA 原则,即最正之最佳视力原则。最佳视力是指验光时要获得最好的视力,能矫正到 1.5 的视力,就到 1.5,而不是到 1.0。验光的目标是最佳视力,而不一定是 1.0。在获得最佳视力的基础上,选择最"正"的光度,即为 MPMVA。先讲"最佳视力"再讲"最正"。

小瞳主觉验光同样有可能调节控制不佳,验光结果向负度数(近视方向)偏移,所以儿童小瞳主觉验光可能会不稳定。

(三)散瞳验光

通过使用睫状肌麻痹剂,消除调节的影响,这种状态反映的是眼球真实的屈光度。因为用了药,通过药物作用打断了调节机制,验光结果重复性较高,即使用电脑验光也可快速(几秒内)获得相对准确、稳定的结果。多数科研文章,都是采用充分睫状肌麻痹后直接做电脑验光作为研究数据分析的。

散瞳验光不是正常的视物状态,是无调节参与、无调节张力情况下的验光结果,是主观验光的基础。

注意散瞳验光时,睫状肌麻痹要充分。不同的睫状肌麻痹剂药效不同,睫状肌麻痹(调节麻痹)的程度不同,临床推荐使用 1% 环喷托酯。环喷托酯是一种人工合成的强力抗胆碱药物,与托吡卡胺相似,属于短效睫状肌麻痹剂,但其睫状肌麻痹效果优于托吡卡胺。

睫状肌麻痹剂对调节麻痹充分,但也同时消除了基础调节张力。

（四）复光（睫状肌麻痹恢复后的小瞳主觉验光）

睫状肌麻痹药效消失后,在散瞳验光基础上再做一次小瞳主觉验光称为复光。人眼正常用眼状态是没有睫状肌麻痹效果的,睫状肌会有一定的基础张力,所以需要在这种正常的情况下（小瞳）再做一次主觉验光,称为复光。复光的结果反映的是眼睛正常情况下的屈光状态。

小瞳主觉验光的视光学检查目标也是 MPMVA 原则。

生理性的睫状肌调节张力恢复,复光结果包含了调节张力,会比散瞳验光的结果向负度数（近视方向）偏移。

以散瞳验光结果做参考,按 MPMVA 的流程验光,复光是要求在仅有基础调节张力情况下的屈光检查结果。

（五）配镜处方

依据个体的用眼需求、年龄、调节能力、集合能力、AC/A、隐斜、适应性等视功能检查结果等个性化特点给个体的验配眼镜的处方。因为个体的需求和双眼视检查结果差异比较大,配镜处方的视力矫正目标不一定是最佳的,而是同时考虑了戴镜的舒适性和持久性的。

（详见《视光医生门诊笔记　第 2 辑》。）

二、临床案例

下面我们以一个实际的案例来说明一下。

男,4 岁,第一天来检查结果如下:

裸眼视力 OD 0.5,OS 0.6；眼位正,余无特殊。

小瞳电脑验光:OD:-1.25DS/-2.25DC×4　　OS:+1.50DS/-1.25DC×176

睫状肌麻痹（1% 硫酸环喷托酯）验光:OD:-0.25DS/-2.00DC×1（0.8）OS:+3.75DS/-1.50DC×2（0.8）

第三天,家长带孩子来复光,结果如下:

电脑验光:OD:-1.50DS/-2.25DC×180　　OS:+1.00DS/-1.50DC×180

主觉验光:OD:-1.00DS/-2.00DC×180（0.8）　　OS:+1.00DS/-1.50DC×180（0.6）

验光师给配镜处方:OD:-1.00DS/-2.00DC×180（0.8）　　OS:+1.00DS/-1.50DC×180（0.6）

三、分析

(一)该不该配镜?

从上述资料看,右眼散光大于 2.0D,按《儿童屈光矫正专家共识》(中华医学会眼科学分会眼视光学组,2017),3 岁以上散光大于 150 度应该戴镜。既然右眼需要配镜,我们就不会给左眼一个平光镜,左眼同样也做屈光矫正。同时裸眼视力 0.5/0.6,而矫正视力可以提高到双眼 0.8,戴眼镜(屈光矫正)是有价值、有意义的。所以,需要配镜。

(二)处方给的对不对?

我们再来对比验光师给的配镜处方。和睫状肌麻痹验光结果相比,右眼复光主观验光更近视了 $-1.00-(-0.25)=-0.75D$(可以认为是睫状肌基础张力),还算可以接受。但是左眼和睫状肌麻痹验光结果相比,复光主观验光远视少了 $+3.75-(+1.00)=2.75D$。如果认为这是"睫状肌张力",那这个量就太多了,不太可能。所以这是由于验光时调节没有控制好(调节没有放松)造成的。考虑到验光时是两眼分开、一眼一眼来做验光的,做左眼的时候,远视眼习惯使用调节造成了远视度数没给到位(MPMVA 原则没有做好)(4 岁儿童不容易做双眼平衡的主觉验光检查操作),而远视度数偏低了。

我看到这个处方时,认为调节没有控制好,双眼没有平衡,再请验光师加做一个 NRA 看看。结果 NRA:+0.75D,这说明双眼同时看的时候,调节是不容易放松下来的,侧面证实了我前面的猜测。

这个处方双眼没有达到调节平衡,并不是合理的处方。

(三)我给的处方

对于 4 岁的儿童来说,能配合做到这里已经很不错了,患儿已经开始表示对各种检查不耐烦。我结合睫状肌麻痹验光的结果,给处方:OD:-0.75DS/-2.00DC×180(0.8);OS:+3.00DS/-1.50DC×180(0.6)。这个处方是在睫状肌麻痹验光的基础上给保留了 0.75D(认为是睫状肌基础张力),且双眼平衡。而且左眼球镜给到 +3.00D,矫正视力仍然 0.6,说明前面的验光没做到 MPMVA。至于左眼的矫正视力只有 0.6,那是因为习惯了调节的远视眼调节不容易放松下来,如坚持戴镜,后期视力能逐渐提高(因为睫状肌麻痹后验光矫正视力 0.8)。

这里如果没有中间做的睫状肌麻痹验光,仅仅参考第一次的小瞳验光,我就会忽略其真实的 +3.75D 的球镜部分,而造成配镜处方错误(图 2-2-1)!

这就回答了本文的标题:既然配镜要看复光的结果,为什么还要散瞳验光？在低龄儿童（12 岁以内），睫状肌麻痹验光后更接近于真实的屈光状态，而非睫状肌麻痹验光处方结果容易偏向近视化方向。

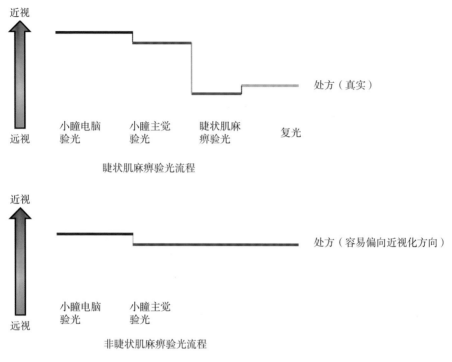

图 2-2-1　睫状肌麻痹与非睫状肌麻痹验光流程的差异

　　虽然本文案例是远视的情况，但即使是近视，在儿童中也会出现类似的调节紧张，调节过度的情况。睫状肌麻痹验光能有效解决这种问题。

　　另外，有人会说，做好调节控制，做好雾视也可以达到物理放松调节，不一定要散瞳的。但我们认为年龄越小，儿童越难配合完成雾视（更难配合做视功能检查），还是建议睫状肌麻痹验光；而 12 岁以上的近视儿童，则视验光过程中的配合程度，结合视功能检查结果（比如 NRA/PRA）判断是否需要睫状肌麻痹验光。

四、小结

　　睫状肌麻痹验光提供了一个没有调节参与情况下的相对真实的眼球的屈光状态，我们给处方才有了一个可参考的基础，所以睫状肌麻痹验光是给配镜处方的重要参考。

注:睫状肌麻痹验光是客观验光,本不需要在检影验光的基础上再查视力的(查视力是主观行为,既然叫作"客观验光",就不必引入"主观"的行为),但目前行业都习惯在睫状肌麻痹验光的结果后多查一次视力。这种做法并不影响其客观验光的结果,也多了一个在客观验光基础上的矫正视力参考,我们并不反对。

问题3

近视该怎么戴镜,同一个处方4个专家4种说法,为什么啊?

很多专家都说近视欠矫比足矫更容易近视,真是这样的吗?

一、孩子近视了,但不愿意戴镜,一定要戴吗?

老王的儿子12岁,1年前就发现近视了,当时双眼都175度近视,配了眼镜。但孩子从来不愿意戴镜,说坐在第一排,上课能看得清;如果戴镜同学们会给他取不好听的外号,取笑他。

老王对此很重视,近视了要不要配眼镜,是不是随时都戴,眼镜要怎么配,周围的人各种说法,都不一样……老王决定带孩子到某著名大医院做检查,并仔细把检查结果记录下来,询问专家到底该怎么办。

老王记录的检查结果如下:

裸眼视力:双眼0.3,一年前配的眼镜(原镜)−1.75DS(0.5)。

验光过程记录如下(表2-3-1):

表2-3-1 验光过程记录

序号	眼别	近视度数	矫正视力	说明
1	双眼	−2.00DS	0.6	视力未达最佳
2	双眼	−2.25DS	1.0−	视力未达最佳
3	双眼	−2.50DS	1.2−	视力未达最佳
4	双眼	−2.75DS	1.2	最"正"的负镜,达到最佳的视力,足矫
5	双眼	−3.00DS	1.2	增加负镜,视力没有进一步提高,过矫了
6	双眼	−3.25DS	1.2−	增加负镜,视力反而下降,过矫了

医院验光师给的配镜处方是 OU：-2.25DS（1.0）。

二、近视怎么戴镜，同一个处方 4 个专家，4 种说法？

A 专家

A 专家说，按临床研究（Adler，2006）的研究结论，即欠矫 50 度（0.50D）近视就会进展更快，验光师的配镜处方给 -2.25DS（1.0），比足矫 -2.75DS（1.2）少给了 50 度近视，算欠矫，近视会增加更快。所以专家重新给了处方为：-2.75DS（1.2）。

在 *The possible effect of undercorrection on myopic progression in children*（Adler，2006）（*n*=48）的文献中，欠矫组定义为"比足矫正 +0.50D"（即欠矫 50 度近视），未提及视力的变化。未明确说明"足矫"的定义。该研究结果是，18 个月后欠矫组比足矫组多增加 0.17D 近视。

老王听说验光验到 1.0 就可以了，不用到 1.2，心里不确定，打算再找一个专家看看。

B 专家

B 专家说，按临床研究（Chung，2002）的研究结论，孩子戴原来的眼镜视力矫正到 0.5，算欠矫正，是不好的，要矫正到 1.0 或更佳才算足矫。而医院验光师给的配镜处方是 -2.25（1.0），视力已经矫正到 1.0 了，是足矫，处方没问题，可以这样配镜。

在 *Undercorrection of myopia enhances rather than inhibits myopia progression*（Chung，2002）的文献中，欠矫组定义为"使远视力矫正到 20/40（即小数视力 0.5），大概欠矫正近视 0.75D。"足矫组"的定义是：单眼视力矫正到 6/6 或更佳（即小数视力 1.0 或更佳），即只对矫正视力提出了要求，对屈光度未要求。该研究结果是，24 个月后足矫组近视平均增加 0.77D，欠矫组增加 1.00D 近视，两组间有显著差异。欠矫组近视进展更快。

老王听到了不同的结论，还是心里没有底，孩子的眼睛要重视，再找一个专家看看。

C 专家

C 专家说，孩子说看得清楚，不影响学习，戴镜对孩子的心理有不良影响（同学取笑），按临床研究（Yun-yun，2016）的研究结论，近视不矫正（不戴镜）更不容易近视，所以不用戴镜了，就这样就好。

在 *Effect of uncorrection versus full correction on myopia progression in*

12-year-old children（Yun-yun，2016）的文献中，未矫正组定义为未戴镜，足矫组定义为儿童等效球镜度与现有配戴的眼镜相差不超过 0.50D。

该研究结果是，2 年后未矫正组的近视进展比足矫组慢。

老王晕了，眼镜都不用配吗？继续找专家看看。

D 专家

D 专家说，按临床研究（Si-Yuan，2015）的结论，欠矫和足矫对近视进展的影响是一样的，所以，眼镜不用换也可以，戴原来的欠矫眼镜也不会导致近视增加更快。

依据如下：

在 *Effect of undercorrection on myopia progression in 12-year-old children*（Si-Yuan，2015）的文献中，欠矫定义为在主观验光中可以通过增加负镜至少提高 2 行视力且 1 年内不换镜的。欠矫量的定义为：现在所配戴的眼镜等效球镜度与睫状肌麻痹（使用复方托吡卡胺点眼）电脑验光结果的差异。足矫组未明确定义（默认为未符合欠矫的即是足矫正）。

该研究结果是，1 年后欠矫组与足矫组的近视进展无差异。

上述 4 个文献的研究结论整理对比如表 2-3-2：

表 2-3-2　4 个文献的研究结论对比

专家	研究者，年	结论	对配镜处方 –2.25（1.0）的看法
A	Adler，2006	欠矫近视进展更快	配镜处方 –2.25（1.0）**算欠矫**，应该配足矫 –2.75DS（1.2）
B	Chung，2002	欠矫近视进展更快	视力已经矫正到 1.0，**算足矫**，可以这样配
C	Yun-yun，2016	戴镜进展更快	孩子自己说看得清楚，**不配镜也没问题**，近视进展更慢
D	Si-Yuan，2015	欠矫和足矫都一样	**不用换镜**，且不换镜不会导致近视增加更快

老王更晕了，咨询的 4 位都是大专家，说的结论都是有临床研究依据的，怎么结论都不一样呢？

上述故事是为了方便读者理解虚构的，如有雷同，纯属巧合。

三、分析

上述 4 个研究都是很严谨的科学研究,都是经得住推敲和论证的。但为什么同样的处方,在不同的研究里,结论却不一样呢?

这是因为这 4 个研究对欠矫和足矫近视的定义不同(参照系不同)(表2-3-3)。本案例中的同一个配镜处方在不同的定义下,会被分入不同的研究组,有的是在欠矫组,有的是在过矫组,所以结论完全不同了。

不同的专家采用的是不同的研究"参照系",所以结论也不一样了。

表 2-3-3　4 个文献对欠矫 / 足矫的定义对比

研究者,年	欠矫 / 未矫的定义	足矫的定义	该定义的缺点
Adler,2006	比足矫正 +0.50D(即欠矫 50 度近视)	未定义	未提及视力的变化,未定义足矫
Chung,2002	使远视力矫正到 20/40(即小数视力 0.5),大概欠矫正近视 0.75D	单眼视力矫正到 6/6 或更佳(即小数视力 1.0 或更佳)	只对矫正视力提出了要求,对屈光度未要求。视力是主观的心理物理学检查,不是客观检查,儿童检查的结果波动大。而且近视过矫也可以是视力 1.0 或以上的;足矫仅以视力为标准,无法排除过矫的情况
Yun-yun,2016	——	等效球镜度与现有配戴的眼镜相差不超过 0.50D	现有配戴的眼镜可能是足矫或欠矫的,不合适做标准
Si-Yuan,2015	在主观验光中可以通过增加负镜至少提高 2 行视力且 1 年内不换镜的。欠矫量的定义为:现在所配戴的眼镜等效球镜度与睫状肌麻痹(使用复方托吡卡胺,点眼)电脑验光结果的差异	未定义	增加负镜与视力提高没有必然、直接的联系,不宜作为判断欠矫的标准;没有定义足矫;复方托吡卡胺眼药水,散瞳效果大于睫状肌麻痹效果,不是优选的睫状肌麻痹剂

这同时提示,不同的研究背景和参照系是不同的,其结论也不是直接拿来用的,要看条件。比如:年龄不同、对近视的定义不同、研究方法不同、种族不同,甚至季节不同都会影响研究结论。

四、我们对欠矫、足矫的理解

验光处方与配镜处方是不同的概念,验光处方的"足矫""欠矫"和配镜处方的"足矫""欠矫"是不同的。

验光处方是指通过光学矫正获得最佳视力,反映眼的屈光状态。这是所有视光学教材的用的统一的方法和操作流程,没有争议。

配镜处方是指综合分析个体情况,通过光学矫正获得符合个体需求的能看得舒适、持久的处方。验光处方和配镜处方不一定相同。

因此,我们提足矫和欠矫定义的时候还需要说明是验光处方还是配镜处方。

我们理解的验光处方的足矫和欠矫是:

验光处方的足矫是"MPMVA"原则,即"最正之最佳视力"。

验光处方欠矫:达不到足矫,即为欠矫,欠矫量:与验光足矫处方的差异。

我们理解的配镜处方的足矫和欠矫是:

配镜处方的足矫应该是:视力矫正到 1.0 时(当视力无法矫正到 1.0 时,取最佳视力)的最正屈光度。即需要满足两个条件:第一条件,视力标准:最佳矫正视力 1.0 及以上时,取 1.0;最佳矫正视力 1.0 以下时取最佳矫正视力;第二条件,屈光度标准:在视力标准下的最正屈光度。为方便理解做图如下(图 2-3-1)。

配镜处方欠矫:达不到足矫,即为欠矫,欠矫量:配镜处方与上述配镜足矫处方的差异。

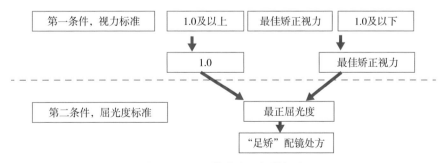

图 2-3-1　配镜处方足矫的概念

临床研究在统一的标准下,结论才有可比性。

五、我对"近视是欠矫好还是足矫好"的理解

目前的临床研究对近视欠矫和足矫的定义还没有统一,可以说,近视是欠矫好还是足矫好很难做明确的结论。

过矫会促进近视进展,这个结论是确认和统一的,所以过矫肯定是不好的,要避免。考虑到我国验光从业人员水平还参差不齐,如果一味都强调足矫更好,验光做不好时很容易把足矫做成过矫的,所以在未明确之前,宁愿欠矫也许是一种选择。

六、小结

1. 临床研究中的"足矫""欠矫"的定义不同,直接采用研究中的"足矫""欠矫"对近视进展的影响还需要增加前提条件,不可一概而论。配镜是"足矫好"还是"欠矫好"仍然不得而知。

2. 我们的理解　验光处方的足矫是"MPMVA"原则,即"最正之最佳视力";而配镜处方的足矫应该是:视力矫正到1.0时(当视力无法矫正到1.0时,取最佳视力)的最正屈光度。配镜处方欠矫:达不到足矫,即为欠矫,欠矫量:配镜处方与上述配镜足矫处方的差异。

3. 考虑到我国验光从业人员水平还参差不齐,如果一味都强调讲足矫更好,验光做不好很容易把足矫做成过矫的,所以建议在未明确之前,宁愿欠矫。

问题 4

怎么预防散光、控制散光不要再增加了?

8岁女童,初次来诊,验光发现双眼都400度左右散光,角膜地形图检查双眼角膜散光在350～375度间,而且散光形态对称,其余检查无特殊。家长很着急:孩子从3岁起就检查就发现有散光,而且每次检查都说散光在不断增加? 要怎么样做才能预防散光? 才能控制散光,不要再增加了?

我给家长做了解释:一般情况下,角膜曲率3岁后就趋于稳定不再变化,所以散光应该是一直都有的,只是前面的检查验光师没有足矫散光,也没有做

角膜地形图确认。如果要确认散光是否还会变化,并不是仅仅看验光这样的主观检查,而是要做角膜地形图(地形图是客观检查)。因为前面从未做过角膜地形图的检查,现在来判断散光在不断增加是没有客观依据的,可以先每3个月做一次地形图观察3次,如果没有变化则说明散光早就是这么大的,只是没有足矫验光而已。那散光能预防吗?

一、"先天性"的散光没法预防

散光由角膜散光和内在散光构成,但绝大多数情况下都是由角膜散光构成。出现内在散光的情况比较少。

角膜散光是由于角膜的形态"不圆"造成的。如果角膜像乒乓球一样圆,就没有散光;如果角膜像橄榄球一样是椭圆的,那就有散光,椭圆度越高,散光越大。所以,角膜散光反映角膜的形态特征。而角膜的形态是"先天"(基因)决定的,如果没有病理性因素的影响,很遗憾,散光是预防不了的,也是控制不了的。

这就像:孩子长成什么模样,是高鼻梁、大眼睛? 还是塌鼻梁、小眼睛,都是基因决定的,是先天的,想预防孩子长得"不好看"是没有方法的。同理,角膜的形态也一样,目前没有方法预防角膜长成一个椭圆的橄榄球形,也就是没法预防散光。所以,我们要做的重点是早发现散光,尤其是高度散光。角膜地形图是客观的检查方法,当电脑验光发现总散光或角膜散光 >200 度时应该加做角膜地形图确认。

二、一些病理性的因素会造成散光变化,可以预防

一些角膜疾病,比如青少年(15~25 岁)最容易发生的圆锥角膜,会造成角膜形态变化,会导致散光增加。而现在研究认为揉眼是圆锥角膜的危险因素。所以不揉眼是避免圆锥角膜的"预防散光"的方法之一。

此外,晶状体半脱位、圆锥形晶状体、先天性白内障等晶状体的疾病会造成晶状体形态异常形成晶状体源的散光,这也是内在散光,但这些造成病理性改变的疾病也无法预防。

眼科手术后也会带来手术源性的散光,对于患者来说同样无法预防。

我们能预防的只有眼外伤,眼外伤会造成眼球屈光系统的破坏,形成不规则散光。保护好眼睛,预防眼外伤就是预防散光。

小结

角膜散光是儿童散光的主要来源。

正常情况下,儿童的散光是先天决定的(基因决定的),3岁以后散光会趋于稳定,即使有变化也是很少的。

很遗憾,散光没法预防,也控制不了。

不揉眼,保护眼睛,避免眼外伤就是预防病理性散光的方法。

问题5

散光300度但视力0.8,看得清楚为什么要戴眼镜?

门诊看到一个8岁儿童,双眼都350度散光,但裸眼视力双眼都0.8,我建议家长给孩子戴眼镜,但家长始终不能接受而拒绝——看得清楚为什么要戴眼镜?

一、什么是散光?

光线从不同的方向通过眼球的屈光系统不能落在同一个焦点上。可以理解为在不同的方向上,度数不同就叫散光:比如在水平方向上没有近视,而在垂直方向有300度近视,这就叫有300度散光。单纯散光可以理解为单方向的近视。

孩子为什么会有散光? 其实散光主要是由基因决定的,就像颜值的高低,身材高矮都是由基因决定的一样。散光是屈光不正的一种,很常见,不是"疾病"。

二、为什么300度近视裸眼视力很差而300度散光裸眼视力能达到0.8呢?

300度近视,没有散光时,各个方向的光线焦点都在视网膜前(红色、绿色虚线),视网膜成像在各个方向都是一样的模糊。所以,看到的视标都是模糊,不容易分辨视标方向(图2-5-1)。标准视力表的视标是"**E**"视标,有上、下、左、右4个方向,即使完全靠"瞎蒙"都有25%的机会猜对。

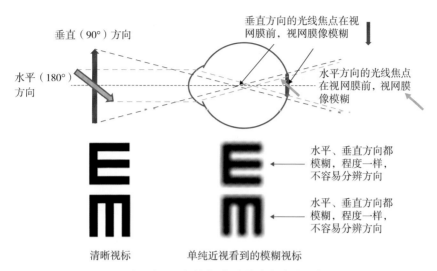

图 2-5-1　300 度近视,没有散光时,成像在各个方向都是一样的模糊

如果验光是 −3.00DC × 180(我们称为"单纯近视性顺规散光"),则水平方向的光线成像在视网膜上(绿色实线),视网膜像清晰;而垂直方向的光线成像在视网膜前(红色虚线),视网膜像模糊(图 2-5-2)。看"上下"方向的" E "视标很容易分辨,因为"非上即下"(图 2-5-3),"瞎蒙"猜对的概率也提高到了 50%。

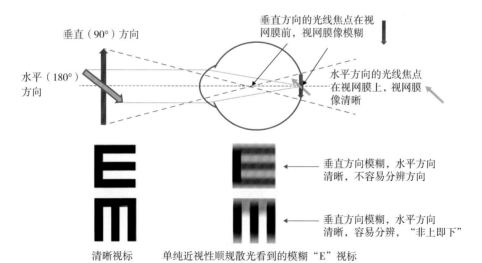

图 2-5-2　300 度单纯近视性顺规散光,垂直方向模糊、水平方向清晰

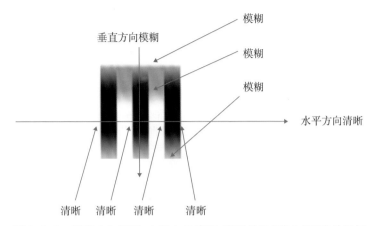

图 2-5-3　垂直方向模糊,水平方向清晰,看到的是"非上即下"的视标

如果验光是 $-3.00DC \times 90$(我们称为"单纯近视性逆规散光"),则水平方向的光线成像在视网膜前(绿色虚线),视网膜像模糊;而垂直方向的光线成像在视网膜上(红色实线),视网膜像清晰(图 2-5-4)。看"左右"方向的"E"视标很容易分辨,因为"非左即右","瞎蒙"猜对的概率同样是 50%。

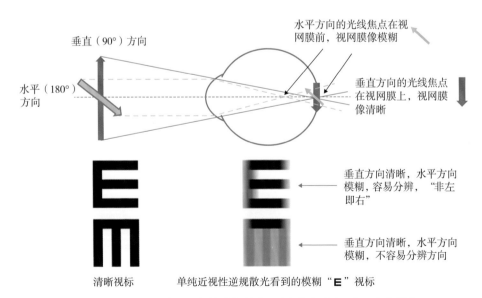

图 2-5-4　300 度单纯近视性逆规散光,垂直方向清晰、水平方向模糊

因为散光是"单方向的近视",可以提高猜对视标的概率,裸眼视力检查结果会被"高估"。儿童查裸眼视力的结果常常"不太差"。

但是散光患者的视觉质量却是不好的,是需要戴镜矫正的。图 2-5-5 是 300 度单纯近视性顺规散光患者看到的模糊影像。如果戴框架镜矫正,即单方向近视矫正,垂直方向的近视度数会使垂直方向的影像缩小而水平方向不变,所以看到的人是"矮胖型"的。

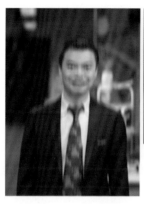 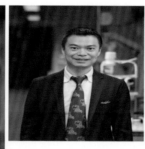 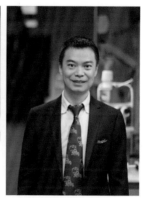

−3.00DC×180 散光眼影像　　　戴 −3.00DC×180 散光框架　　　　　真实影像
　　　　　　　　　　　　　　镜矫正后看到的影像,"矮胖型"

图 2-5-5　300 度单纯近视性顺规散光患者戴框架镜看到的人是"矮胖型"的

图 2-5-6 是 300 度单纯近视性逆规散光患者看到的模糊影像,注意其模糊的方向和图 2-5-5 中的顺规散光的模糊是完全不同的。如果戴框架镜矫正,即单方向近视矫正,水平方向的近视度数会使水平方向的影像缩小而垂直方向不变,所以看到的人是"瘦高型"的。

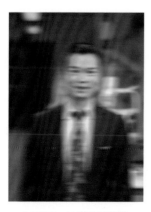 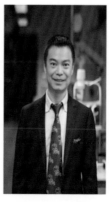 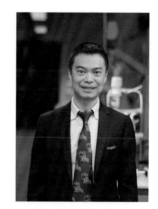

−3.00DC×90 散光眼影像　　　戴 −3.00DC×90 散光框架　　　　　真实影像
　　　　　　　　　　　　　　镜矫正后看到的影像,"瘦高型"

图 2-5-6　300 度单纯近视性逆规散光患者戴框架镜看到的人是"瘦高型"的

三、为什么裸眼视力已经 0.8 了,还要戴镜呢?

对于单纯的近视眼来说,如果不戴镜,看远时是模糊的,但看近距的物体是清晰的,这样就总能提供视觉正常发育的条件(视网膜像清晰)。

视网膜上成清晰像是视力发育的基本前提,如果视网膜像是模糊的,那儿童的视觉发育就会受影响。视力是主观检查的结果,散光患者检查的裸眼视力结果常常会被高估,所以散光患者的视力其实没有检查的这么好。

如果不矫正散光,无论看远、看近,水平或垂直方向上的成像总是"错开的",无法同时在视网膜上成清晰像。如图 2-5-7 所示,是 300 度单纯近视性逆规散光患者看远和看近时的视网膜像示意图。

看远时,垂直方向光线成像在视网膜上,水平方向光线成像在视网膜前;而看近 33cm 时,水平方向光线正好成像在视网膜上,此时垂直方向的光线却成像在视网膜后。**如果不矫正散光,看不同的距离,各方向上的焦点就总是"错开的",像都是模糊的。所以,散光眼更需要戴眼镜!**

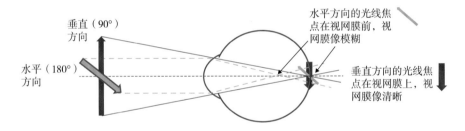

逆规散光眼看远时的成像状态

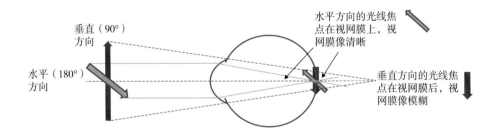

逆规散光眼看近33cm时的成像状态

图 2-5-7　300 度单纯近视性逆规散光患者看远和看近时的视网膜像示意图

如果视网膜像总是模糊的,就会影响儿童的视觉发育。所以,散光造成的弱视,是最常见的一种弱视类型(子午线性弱视)。散光越大,对视觉发育的影响越严重。《儿童屈光矫正专家共识》(中华医学会眼科学分会眼视光学组,2017)中提出:3岁以上儿童,大于150度的散光都需要及时矫正。(详见我们出版的《眼视光门诊视光师手册》第九章。)

这就像让孩子学英语:

正视眼看远看近都很清楚,就像在美国土生土长,语言环境都是标准美语,讲的也是纯正流利的美语(视觉发育正常)。

近视眼不戴镜,看远模糊,看近清楚,就像一代中国移民的孩子,父母在家讲中文(看远模糊),孩子上学讲英语(看近清晰),有不少充分锻炼学习英语的机会,英语也会讲得很好(视力发育也正常)。

散光眼不戴镜,看远看近都模糊,就像中国家长在印度带孩子想要学习标准美语,在哪儿讲的都是印度式英语,回家讲的是中式英语(看远看近都模糊),学出来的英语肯定也不是标准的(视觉发育受影响)。只有带孩子去美国,把孩子放在标准英语的语言环境中(矫正散光,视网膜成像清晰),才能学到标准美语。

四、家长问:戴镜不戴镜都是0.8,不戴镜有什么后果?

开篇提到的这个高散光的儿童,验光的最佳矫正视力仅到0.8。家长问,戴镜不戴镜都是0.8,不戴镜有什么后果?

不戴镜就意味着,视觉发育到0.8,没有更好的、清晰的视网膜像视觉环境的话,以后视力也许就停在这里不再提高了。如果希望以后就业,或者要做屈光手术,其视力矫正的极限也就是0.8,而如果能现在就开始戴矫正眼镜,以后视力还可以进一步发育到1.0或更好。

而且,视力检查是很主观的,前文所述,视力0.8,但其实视网膜像、视觉质量是很差的——其实看得并不清楚。

五、戴镜后会视物变形怎么办?

由于散光是单方向的近视,戴框架镜后会出现视物变形的情况,散光越大,变形越严重。所以对于散光大的儿童推荐戴硬性角膜接触镜(RGP),不会产生视物变性而获得清晰像。RGP是最好的选择,散光矫正效果好,成像质量佳。如果同时伴近视的,条件允许也可以戴角膜塑形镜(OK镜)。

小结

散光就是不同方向上的度数不同,散光眼不戴镜则容易造成视觉发育不良。高度散光眼比近视眼更需要戴眼镜!

问题 6

为什么顺规散光眼看竖线清楚横线模糊?

上一节中,我们提到:"如果验光是 –3.00DC×180(我们称为"单纯近视性顺规散光"),则水平方向的光线成像在视网膜上(绿色实线),视网膜像清晰;而垂直方向的光线成像在视网膜前(红色虚线),视网膜像模糊(见图 2-5-2)"。有人提出了异议,认为描述正好写反了!

异议一:屈光力的方向与焦线的方向是垂直的,对于 –3.00DC×180 的单纯近视顺规散光来说,其屈光力在垂直方向,产生的焦线是水平焦线成像在视网膜前!

异议二:顺规散光和逆规散光表达的横线清和竖线清正好反了,比如说最简单的,顺规散光看 12 和 6 是最黑最清楚的,那是竖线清,横线模糊啊!

其实,网友的这两条留言都没有错,而且与本文的描述也没有矛盾,只是理解上有差异。

对于留言一,可作图如下(图 2-6-1)。对于顺规散光来说,垂直方向屈光力大,每一条垂直的线段都在视网膜前会聚,所以产生的焦线是水平焦线成像在视网膜前(图 2-6-1 中粗线段)。但由于是成像在视网膜前(不是视网膜上),所以,这个焦线是模糊的。这与文中描述并无矛盾。

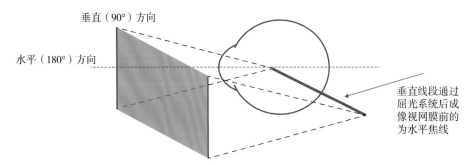

图 2-6-1 对于单纯近视顺规散光,其屈光力在垂直方向,产生的焦线是成像在视网膜前的水平焦线

对于留言二,我想是没有理解好上一问题中的图 2-5-3。图中表达的是顺规散光看到的视标情况:水平方向焦点成像在视网膜上(即从左到右看)是清晰的,所以看垂直的线段从左到右的每一个水平方向的边缘都是清晰的。

顺规散光眼垂直方向成像是模糊的,所以从上向下看是模糊的,表现为垂直方向的边缘是模糊的。对于视标来说,因为水平方向上视标的边缘清晰,而两头的模糊不影响视标方向的判断会被忽略,所以这样的成像就是看垂直的视标清晰(非上即下)而容易判断方向。

同理,对散光盘来说,看到的 6 ～ 12 点方向的视标也是最清晰的(水平方向的边缘都是清晰的)。我做了一个水平方向清晰垂直方向模糊(模拟顺规散光)的示意图说明(图 2-6-2):只有 6 ～ 12 点的垂直方向的线段,水平方向看边缘都是清晰的,垂直方向的模糊仅在两端出现,所以会感觉到垂直的线段最清晰。其他方向的线段因为和水平线有夹角不平行,所以在水平方向上都存在不同程度的模糊——这就是"竖线清,横线模糊"!

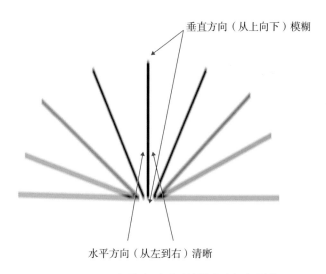

图 2-6-2 顺规散光眼看到的散光盘视标影像

问题 7

孩子一直都没散光,怎么现在检查就有散光了?

先来解释几个名词:

验光有散光

我们平时说的散光,是指通过屈光检查发现眼球的散光;是指眼球的屈光度,即眼球对光线的聚焦情况,有散光是指在不同方向上眼的屈光度不一样。

眼镜有散光

镜片有散光,不同方向的镜片光度不同,即镜片上有散光。注意,配镜时给的散光量不一定就是检查发现的眼的散光量。比如,验光有 250 度散光,但配镜时因为日常生活需要、戴镜适应度等的各种考量,给配镜时只给了 100 度散光,视力矫正仍然能到 1.0。(前一部分"散光 300 度、视力 0.8,看得清楚为什么要戴眼镜?"有详细说明。)

很多验光师在验光的过程中会跳过足矫验光的环节,直接给出配镜处方给患者试戴,所以家长常常搞不清"验光中的散光"和"配镜的散光"的区别。所以我们首先要向家长解释,眼球的散光有多少,他戴的眼镜的散光有多少,前者说的是眼球的屈光状态,后者说的是眼镜的度数,二者不一定等同。

角膜散光

眼球的总散光由角膜散光和内在散光构成。

如果角膜(即"黑眼球")很圆,像篮球一样圆,则没有角膜散光;如果角膜是像橄榄球一样的形态,那不同方向上角膜的屈光力就不同,就会带来角膜散光。

此外,眼球内部的屈光组织(晶状体、玻璃体)变化也会形成不同方向的屈光力不同,这就是"内在散光"。

角膜散光是造成总散光的主要和常见原因。内在散光一般很少。

角膜散光说的是角膜的形态特征,角膜散光越大,说明角膜越椭圆,角膜散光一般 3 岁后就趋于稳定了,即使有变化也不会很大。(总散光、角膜散光、内在散光的差别与临床意义可参阅我们出版的《视光医生门诊笔记》第三章,

第四节内容。)

我们再来看一下日常门诊医患双方对散光的理解差异（表 2-7-1）：

表 2-7-1　日常门诊医患双方关于对散光的理解差异

家长	医生	理解	"散光"所指
孩子一直都没散光		眼球没有散光	眼的屈光度
	验光有 250 度散光	眼球的屈光状态是有散光	眼的屈光度
他戴的眼镜没有散光，而且看得很清楚的啊		眼镜没有散光	眼镜的屈光度
那就是说散光增加了吗			眼的屈光度
	孩子的眼镜是没有散光的，可能是原来配镜时没有给散光，眼镜没散光不一定等于眼睛没散光	散光一直都有，只是没有配散光眼镜，眼的散光是客观存在的，眼镜是否给散光有很多考量因素	眼的屈光度
	也可能是上次验光师没有把你的散光验足了，让你以为没有散光，或散光比较少	了解散光的变化，需要都用验光检查时足矫量的散光度相比较	眼的屈光度
散光不大，怎么要用散光角膜塑形镜？太贵了			眼的屈光度
	孩子的角膜散光大，角膜是"橄榄形"的，要用散光塑形镜才形态匹配	配接触镜，镜片与角膜接触，考虑的是镜片和角膜形态的匹配关系。角膜散光大（而不是眼的屈光度散光大），需要用散光塑形镜	角膜的形态

小结

1. 家长常常说的散光是"眼镜的散光",而其实这不一定是眼球的散光。

2. 验配角膜塑形镜时家长常常说的散光是"眼的散光",而配塑形镜需要了解的是角膜散光(角膜形态)。

3. 要了解角膜散光的变化,最好做角膜地形图,毕竟角膜地形图是对角膜形态的客观检查,不是依靠人对视标分辨的主观检查。

4. 视光学中的医患沟通真的很重要。

问题 8

假性近视形成近视性离焦,应该是保护近视的,怎么会促进近视?

有人问了一个很有趣的问题:假性近视(调节过度,引起调节超前),但调节超前时是近视性离焦,而近视性离焦是对近视有保护作用的,怎么会促进近视进展呢?但经验告诉我们假性近视(调节痉挛、调节过度——近视性离焦)是会变为真性近视的,这是否和前面的理论矛盾了?

其实学术界对这个问题还没有统一结论,这个问题问得"很前沿",也许是没有标准答案的,下面我谈谈我们的理解,欢迎大家讨论、批评。

一、两个离焦的概念

焦点在视网膜前的离焦情况叫近视性离焦;焦点在视网膜后的离焦情况叫远视性离焦(图 2-8-1)。已有大量的动物实验证实:近视性离焦对近视有保护作用(减缓近视进展);远视性离焦对近视有促进作用(加快近视进展),我们要尽量避免远视性离焦(近视过矫正就是远视性离焦),不论是中央还是周边的远视性离焦都应该避免。

二、"假性近视"配错眼镜会变为真近视

调节痉挛("假性近视")时,晶状体不能放松,眼球整体的屈光力变大,视远时出现近视性离焦,而离焦性质是近视保护的(图 2-8-2);此时,调节痉挛("假性近视")本身是不会造成近视进展加快的。

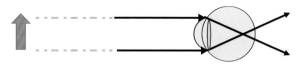

近视性离焦：焦点在视网膜前成像

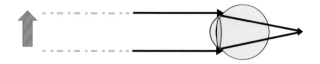

远视性离焦：焦点在视网膜后成像

图 2-8-1　近视性离焦和远视性离焦

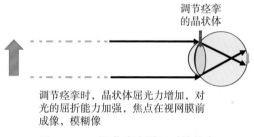

调节痉挛时，晶状体屈光力增加，对
光的屈折能力加强，焦点在视网膜前
成像，模糊像

图 2-8-2　调节痉挛看远时的状态

　　但是，如果这个时候因为视物不清去验配眼镜，在这种调节痉挛的状态下验配眼镜也可以使焦点落在视网膜上，但是比正常无调节痉挛时需要更多的负度数来矫正，即负镜过矫正（图 2-8-3）。

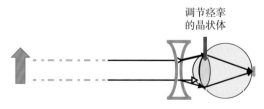

此时验光，用一负镜矫正使焦点落在
视网膜上，清晰像

图 2-8-3　调节痉挛的状态下验配眼镜的情况

当痉挛消除后，近视过矫正就表现出来了，此时会形成远视性离焦而促进近视,假性近视变真性近视了(图 2-8-4)。

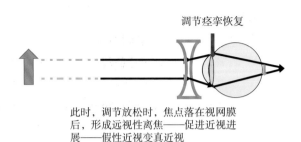

调节痉挛恢复

此时,调节放松时,焦点落在视网膜
后,形成远视性离焦——促进近视进
展——假性近视变真近视

图 2-8-4 调节痉挛消除后,近视过矫正就表现出来

而调节痉挛诱因消除后会恢复,有自限性。即去除诱因后,即使不治疗也会自行恢复。如不能快速恢复,也可以通过使用睫状肌麻痹或者调节训练的方法去除调节痉挛。

所以我的观点是:假性近视(调节痉挛)是调节紊乱,与近视进展无关,但如果此时错配了过矫正眼镜,待调节痉挛恢复后,则促进近视了。

三、从另外一个角度来理解这个问题

(一)阅读距离越近,调节越滞后,远视性离焦越多

如图 1-13-1 所示,是经典的调节刺激 - 调节反应曲线。横坐标是调节刺激、纵坐标是调节反应,如果调节反应总是等于调节刺激,则该曲线是一条 45° 的直线。但实际上,调节反应是不等于调节刺激的。在大概 1D 的调节刺激以下(即 1/1=1m 距离以外)调节是超前的(因为基础调节张力的存在);而在 1m 以内,阅读距离越近,调节越滞后,远视性离焦越多;而调节刺激大于 8D(对应阅读距离 12.5cm)以后,调节反应基本维持在某一水平,变化不大。

(二)为什么儿童会有调节过度?

这常常是因为大量的比较近的、持续的近距离阅读造成的(现在儿童阅读距离都很近,达不到一尺(33cm)的要求,详见第一章问题 12:"一拳、一尺、一寸"阅读,很容易做到吗?)。阅读距离越近,调节刺激越大,调节滞后越多,形成的远视性离焦越多,越促进近视。

(三)调节反应的测量结果与测量距离有关

我们平时用综合验光仪测量调节反应时,是在 40cm 距离测量的。对于习惯了在近距阅读的高调节刺激而不容易放松的儿童来说检查时,会表现出调

节过度,调节超前。

但如果在儿童习惯的近距阅读距离(比如说 18cm)测量调节反应,就会发现其实是调节滞后的。

所以在 40cm 的常规检查距离去测量调节反应肯定是超前的,而 40cm 并不是儿童真实阅读的距离,这会造成本文开篇提到的矛盾。

(四)"假性近视"是如何变为真性近视的?

如果长期过近距离阅读,调节刺激很大,调节滞后很大,形成过多的远视性离焦,就会促进近视进展。

即使是调节过度、调节超前,但如果在正常距离(40cm)阅读,形成的是近视性离焦,不会促进近视。

小结

"假性近视"造成近视的原理是:

1. 验配了错误的眼镜。

2. 未去除造成"假性近视"的原因——持续、过近距离阅读,调节滞后,远视性离焦。

3. "假性近视"的调节过度 / 调节超前,是指在常规测量距离(40cm)的条件下的测量结果。

注:"假性近视"一说,其实是民间说法,学术界并无这样的词语。但大众习惯说"假性近视",所以文中对这个词都标了引号。

问题 9

近视眼的视线在视网膜前交叉了,那视网膜像是正像吗?

有人问:都说人眼屈光系统成像后在视网膜上的像是倒像,但近视眼焦点在视网膜前,这样的话在视网膜前时视线交叉了一次,像又颠倒一次,本来是倒像的成像就又变为正像了(图 2-9-1),对吗? 这样的话,远视眼焦点在视网膜后,视线没有交叉,应该是呈倒像的,对吗? 是否视网膜成像是倒像还是正像与屈光状态有关?

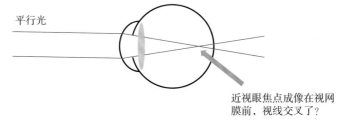

平行光

近视眼焦点成像在视网膜前，视线交叉了？

图 2-9-1　近视眼焦点在视网膜前，这样在视网膜前视线交叉了一次吗？

　　眼的屈光系统对物体的成像，可以看作是对物体上每一个点的成像汇集的结果。如图 2-9-2 所示，屈光系统对 A、B 两个独立的点的成像，使 A、B 两个像点在视网膜上成像。如果 A、B 两个点分别是一个物体（图 2-9-3 中的箭头）的两端，那通过眼球屈光系统后的成像就会是倒像，如果像点都在视网膜上，则呈清晰的倒像（图 2-9-3）。

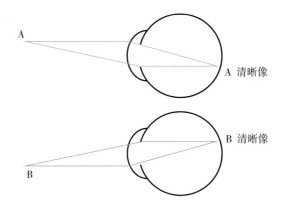

A　清晰像

B　清晰像

图 2-9-2　眼球屈光系统对 A、B 两个独立点的成像示意图

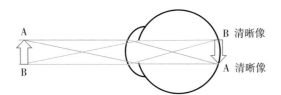

B　清晰像

A　清晰像

图 2-9-3　物体在视网膜上的成像是倒像

　　近视眼对物点成像在视网膜前，所以 A、B 两像点都是模糊的（图 2-9-4）。

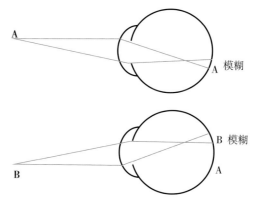

图 2-9-4　近视眼 A、B 两像点都成像在视网膜前，是模糊的

同样，对于近视眼来说，物体（图 2-9-5 中的箭头）在视网膜上的像也是模糊的，但仍然是一个倒像。

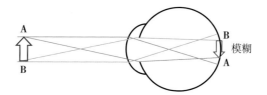

图 2-9-5　近视眼在视网膜上成模糊的倒像

远视也一样，焦点成像在视网膜后，而像仍然是倒像（图 2-9-6）。

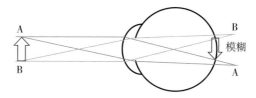

图 2-9-6　远视眼焦点在视网膜后，视网膜上呈模糊的倒像

小结

近视者焦点在视网膜前，带来的是视网膜像模糊，但仍然是呈倒像。

问题 10

外隐斜能配功能性镜片吗?

有网友咨询,儿童有较明显外隐斜,是否不能配功能性镜片? 比如周边离焦镜片、多点近视离焦框架镜或渐变镜?

解析

功能性镜片常常是一类特殊设计的、多焦点的框架眼镜。隐斜是指双眼同时视物时,眼位正常;但当融像被打破时(比如遮盖一眼),双眼的视线就不再能注视同一个物体了。所以,在融像条件下(双眼同时视物)双眼仍然能注视同一物体,没有斜视。即使配戴矫正眼镜,不论是常规眼镜还是功能性镜片,只要能满足融像条件的,都不会出现斜视。

那问题来了,裸眼和配戴功能性镜片时双眼的融像状态有变化吗? 有,当然有。我们分别来看。

假设有一个近视患者,OD –5.00DS(1.0),OS –5.00DS(1.0)。

视功能检查:

近距隐斜 8exo(正常值是 0~6exo,本案例 8exo 略偏大)

AC/A(梯度法)　　4/1(正常)

近距融像范围 BO 16/22/20

1. 如果是配戴常规框架镜　如果他配戴的是常规球面框架眼镜足矫正,则上述检查指标提示,他看近时需要调动正融像性聚散代偿近距隐斜。其 BO 侧的融像边界(即保持双眼像清晰时的正融像性聚散最大值)是 $16^{\triangle}$,正好是近距隐斜的 2 倍($2 \times 8=16$),符合 sheard 法则,所以仍然能保持双眼融像舒适阅读。

2. 如果是配戴多点近视离焦框架镜　多点近视离焦框架镜设计不会造成额外的调节刺激。如果他配戴的是多点近视离焦框架镜,看周边时的调节刺激与常规球面框架镜相同,其融像状态的变化与常规框架镜相同。

3. 如果是配戴渐变多焦点框架镜　如果他配戴的是远距光度足矫正、ADD 为 +2.50D 的渐变多焦点镜,那他看近 40cm 并使用近用光学区时,就会少使用 2.5D 调节。

AC/A 为 4/1,所以会产生 $2.5 \times 4=10^{\triangle}$ 的负调节性聚散(散开量)。

所以此时需要的正融像性聚散为：8exo（隐斜量）+10（少用调节减少产生的负调节性聚散量）=18$^\triangle$。

这时，其正融像性聚散（16$^\triangle$）已经不再能代偿这个外隐斜了，就可能会表现出外斜视。患者会表现为视觉抑制或戴镜不适。

注：一些称为"数码型"的功能镜片也属于渐变多焦点镜一类，原理类似。

4. 如果是配戴周边离焦框架镜 如果他配戴的是周边离焦的框架镜，这时，向各个方向注视时通过光学区的光度会发生变化，会形成与上述渐变多焦点镜的融像变化类似的情况。具体的变化量与周边离焦设计的 ADD、中央光学区直径（是否有 ADD？是否有光度改变？）和注视角度（从哪个镜片位置看出去？镜片光度变化？）、注视距离（调节刺激量）等相关，变化会变得比较复杂，有兴趣可以按上述渐变多焦点镜片的例子做计算。

实际上，一般情况下这些镜片设计的中央光学区都足够大，就是说除非眼球极限转动且从镜片比较周边的区域（有 ADD 的镜片区域）看出去时，才会出现上述变化。所以，只要能避免像使用渐变多焦点镜一样的方式阅读（使用渐变镜要求眼球尽量下转，从镜片下方的近用区看出去），外隐斜大也可以使用这一类功能性镜片。

小结

因此，要回答网友的这个问题，还真不容易。配戴功能性眼镜时，不同的注视角度，意味着调节刺激会不同，而调节的变化会造成调节性聚散的变化，变化量与 AC/A 相关。双眼的融像正融像储备要能够舒适代偿新产生的聚散变化才能舒适用眼。

所以，我们需要做好相关的视功能检查（如隐斜、AC/A、聚散范围；调节等），还需要了解具体的功能性镜片的设计，才能分析判断，配戴后是否能舒适用眼。

问题 11

为什么国家发布的近视诊断标准是用等效球镜度而不是球镜？

2019 年 10 月 15 日，国家卫生健康委员会组织制定了《儿童青少年近视防控适宜技术指南》，其中提到用等效球镜度作为筛查和诊断近视的依据。很多家长在询问,什么是等效球镜度,为什么要用等效球镜度来做近视判断的依据?有的人诊断近视不管散光,只用球镜度来判断,这种做法对吗?

我们在"散光300度、视力0.8,看得清楚为什么要戴眼镜?"中提到,散光就是不同方向上眼球的屈光度不同,有两个主焦点。如果不矫正散光,不同方向上的焦点位置都不同,就无法成像在一个"点",而只能形成一个最小的弥散圆(图2-11-1)。如果散光越大,说明不同方向上屈光度的差异越大,形成的最小弥散圆也越大。

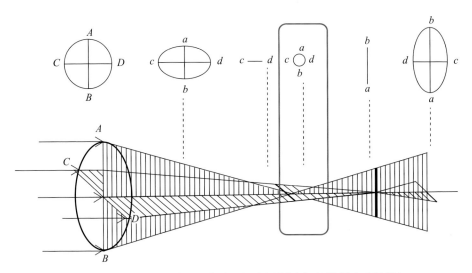

图 2-11-1　散光眼的屈光状态,史氏光锥(方框处是最小弥散圆)

最小弥散圆越大,则视网膜像越模糊;最小弥散圆越小,则视网膜像越清晰。没有散光时(或矫正散光时),最小弥散圆变为一个点,像最清晰。(所以,散光要矫正,才能提供一个清晰的视网膜像,才有良好的视觉发育环境!)

散光眼有两个主焦点,那怎么判断是近视还是远视呢?用哪个焦点来做判断呢?这就是要用最小弥散圆的位置来判断了。最小弥散圆在视网膜前,就是近视,在视网膜后就是远视。而等效球镜度反映的就是最小弥散圆的位置,就是"相当于没有散光时的屈光情况"。

等效球镜度 = 球镜度 +1/2(柱镜度),这样计算的就是散光眼的最小弥散圆的位置:等效球镜度是负值时,说明最小弥散圆在视网膜前,是近视性的;等效球镜度是正值时,说明最小弥散圆在视网膜后,是远视性的。

至于网友提到的:有的人诊断近视不管散光,只用球镜度来判断,这种做法对吗？——这是不对的！

比如验光结果是：+0.50DS/–3.00DC×180（1.0），这样的情况，如果不看散光（–3.00DC×180），只看球镜（+0.50DS），会认为这是远视。

上述验光结果其实等同于 –2.50DS/+3.00DC×90（1.0），那如果不看散光（+3.00DC×90）只看球镜（–2.50DS），会认为这是近视。

而其实上述二者是同一个屈光度，只是用了不同的柱镜表达方式而已。其等效球镜度是 = 球镜度 +1/2（柱镜度）=（+0.50）+1/2×（–3.00）=–1.00D，这是一个等效于 –1.00D 的近视。

也就是说，散光会对眼的屈光状态有影响，需要用等效球镜度来作为近视筛查诊断的标准。国家标准，我们要好好理解，认真执行。

问题 12

7 300 度的近视眼镜也能配？

我的朋友圈"刷屏"了一个 7 300 度（–73.00D），价值 68 000 元的近视眼镜片，我实在不明白这个眼镜店为什么要给患者配这样的眼镜！

1. 不知这个度数是如何测量出来的？目前的主流焦度计只能测量到 –30.00D（3 000 度近视）。

2. 真有这样的超高度近视，一定是一个严重的后巩膜葡萄肿，眼底一定很差，视力矫正一定很差，估计给 7 300 度近视框架镜和给 2 000 度大幅欠矫正的眼镜不会有太多本质的不同。

3. 理论上 –73D 的近视可以有。比如圆锥角膜（角膜曲率可达到 90D 以上）和球形晶状体（屈光力可达到 40D 以上），如果圆锥角膜或球形晶状体同时存在，高度轴性近视就有可能 –73D，但真是这样的话无法验光，也不可能去验光的。

4. 所以，如此高的近视一定要查有没有圆锥角膜，有没有球形晶状体或圆锥形晶状体。未排除器质性病变就这样给配镜相当不负责，万一漏诊了呢？如果是圆锥角膜或晶状体异常的，根本不是配眼镜解决的，需要临床治疗，而且效果会很好，更是不用花 68 000 元。

5. 这副 68 000 元特别贵的眼镜很难看，又厚又重，透光率又差，戴上会很"吸引眼球"，哪个患者愿意如此"瞩目"？

6. 就算真是超高度病理性近视，要矫正屈光不正，可以选择戴接触镜，比如 RGP，会好很多；或者找眼科手术专家植入 ICL，或者透明晶状体（或白内障，估计这位患者会伴白内障）摘除＋人工晶状体植入会好很多。而且，一定是优先选择接触镜验配，因为如此高度数的眼球，如果是病理性近视，手术一定风险很高，很容易术后视网膜脱离或黄斑水肿。

7. 这么高的度数去验光能验准确？对患者来说，多 2 000 度，少 2 000 度在视觉质量上会有多少差别？即使能验光准确又有多少意义？而且我认为生产商也根本不必去设计和生产这样的镜片，毫无意义。

8. 有人说这不是 7 300 度的近视镜片，其实是 3 000 度的镜片，但这又有多少差别呢？道理同上，一样的！

这就是为什么验光师也需要学习眼科临床基本知识，眼科和视光有很多关联的知识，遇到这样的情况一定要转诊给眼科医生的，否则让患者白花钱，还贻误了可能的病情。

问题 13

高度散光还能戴隐形眼镜吗？

一、低度散光可以由常规软镜"矫正"

球面软性接触镜可以矫正一定程度的角膜散光。但实际上并非散光被矫正，而是患者可以耐受残余的散光。当球面屈光不正度越高，散光可被耐受的程度越高，耐受的程度与配戴者需要矫正的散光绝对值，散光与总屈光不正量之间的相对值，以及配戴者对矫正视力的需求都有关系。

软性球面接触镜的光学质量优于所有的环曲面软镜（散光软镜），对于可选择球面软镜，又可选择环曲面软镜的患者应优先选择球面软镜。以下是软性球面接触镜矫正散光的一般指征：

1）若散光≤0.75D，球镜度∶柱镜度≥3∶1，软性球面接触镜的视觉矫正质量较好。

2）若散光≥1.00D，球镜度∶柱镜度≥4∶1，软性球面接触镜的视觉矫正质量较好。

3）若散光>2.00D，则谨慎使用软性球面接触镜进行矫正视力。

如果散光太高(>2.00D)还要使用角膜接触镜的话,那就考虑使用散光软镜或硬性接触镜(RGP)来矫正了。那散光软镜和 RGP 各有什么优缺点呢?

二、散光软镜的特点

接触镜的透氧性关乎配戴者的角膜健康和安全。软性接触镜的透氧性(DK/L,DK 是镜片材料的透氧指标,L 是镜片厚度)受到镜片设计、光度、镜片材料的影响。

1. **设计** 散光软镜上的柱镜是有轴向的,这需要通过对镜片做特殊设计以避免镜片旋转,保持镜片轴向的稳定。比较常用的是棱镜垂重法,在镜片底部边缘增加额外的镜片材料,在镜片底部加 1.0BD 到 1.5BD 的棱镜来增加与上部镜片的厚度差异。运用上眼睑与角膜的夹持力将镜片上部夹住,用重力稳定镜片。其优点是容易控制镜片转动,但因镜片加厚了,异物感较强,镜片下方的透氧率不佳。

双边削薄法是在上部与下部削薄镜片制作薄区,上下眼睑的压力就能使镜片保持在合适的位置。其优点是舒适感好,镜片与上下眼睑接触面轻薄,但是在眼睑松弛的情况下较难长时间稳定。

还有一种方法是把镜片下方横截,使之与下眼睑平行。这种方法镜片稳定性差,舒适度差,临床已经不使用。

不同的设计对接触镜不同区域的厚度有影响,所以对 DK/L 有影响。Eghbali 等(1996)把接触镜分为 5 个区域,(中央区、中央区上 3mm、中央区下 3mm、中央区上 6mm、中央区下 6mm)对于棱镜垂重法的设计,中央区上 6mm 比中央区下 6mm 区薄,其 DK/L 也是下方的 3 倍,差异很大。

2. **屈光度** 镜片的屈光度也是影响透氧的因素。与框架眼镜一样,近视的软性接触镜也是中间薄而周边厚的形状。近视度数越高,软镜周边区域也越厚,也更容易角膜水肿(Holden et al.,1983)。如果高度近视还同时使用棱镜垂重设计的散光软镜,会导致下方的镜片厚度进一步增加,减少 DK/L,更加容易引起角膜水肿。

3. **镜片材料** 硅水凝胶材料的接触镜比水凝胶材料的透氧性高很多。但棱镜垂重设计的散光软镜的 DK/L 值还是会更低(Hough ,2015)。

三、散光软镜的验配注意点

为保证软性接触镜的透氧率,临床验配散光软镜时要注意:

1. 如果使用散光软镜时,要考虑到镜片设计不同,不同区域的镜片厚度不同,DK/L 不同,角膜在不同区域的透氧情况不同。

2. 如果患者屈光度很高,意味着镜片很厚(如果是近视,则镜片周边很厚;如果是远视,则镜片中央很厚),DK/L 低。

3. 对配戴后 DK/L 低的患者,定期检查有无角膜缘新生血管。

4. 避免过夜或超时配戴软镜。

四、高度散光患者首选推荐验配 RGP

散光软镜靠定位系统设计来稳定镜片定位,保证镜片的轴向稳定。但对于过大的角膜散光,或者角膜不规则时,则常常效果不佳。这种问题可以通过散光软镜试戴评估时发现,如轴向不稳定的,可以做 RGP。球面 RGP 通过泪液镜来矫正散光,RGP 镜片没有轴向定位系统;更高的角膜散光则通过复曲面 RGP 设计与角膜良好契合来达到稳定的配适。相较于散光软镜,RGP 的 DK/L 更高更稳定。

虽然初戴 RGP 镜片时会有一些异物感,但患者适应以后高度散光(>2.00D)患者配戴 RGP 时透氧性、视觉质量均优于散光软镜,是首选的接触镜矫正方式。

问题 14

为什么戴游泳镜后看水里的东西都变大了?

有家长问:"孩子喜欢游泳,为什么在水里看东西很难看清楚? 为什么戴游泳镜后看水里的东西都变大了? 作为家长实在无法解释,可否请解释一下满足孩子和我的好奇心?"

按模型眼计算,人眼屈光系统的屈光力是 58.64D,其中角膜的屈光力大概是 43D,占眼球总屈光力的 70% 以上。

球面屈光力公式为 $F=(n-n')/r$,n 为屈光球面后光学媒质的折射率;n' 为屈光球面前的光学媒质的折射率;r 为该屈光球面的曲率半径(单位用"m")(图 2-14-1)。

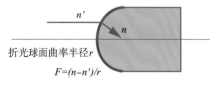

折光球面曲率半径 r

$$F=(n-n')/r$$

图 2-14-1 屈光球面屈光力的计算

　　空气和水的折射率不一样,所以眼球在空气中和在水中的屈光状态也会不一样。

一、在空气里眼球的屈光情况

　　教科书上计算角膜屈光力的前提是把眼球放在空气里计算的结果。

　　假设眼的角膜前表面曲率半径是 7.7mm(0.007 7m),后表面曲率半径是 6.8mm(0.006 8m),角膜的折射率为 1.376,与角膜后表面接触的房水的折射率为 1.336。空气的折射率为 1。按单球面屈光力公式 $F=(n-n')/r$ 计算,把上述数值代入计算(图 2-14-2)如下:

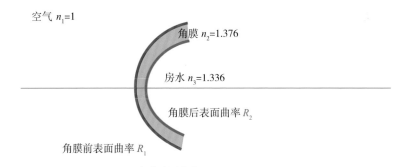

角膜总屈光力 42.95D

图 2-14-2　角膜剖面和屈光力

n_1 空气折射率 1

n_2 角膜折射率 1.376

n_3 房水折射率 1.336

R_1 角膜前表面曲率 7.7mm

R_2 角膜后表面曲率 6.8mm

F_1 角膜前表面屈光度

F_2 角膜后表面屈光度

$F_1=(n_2-n_1)/R_1=(1.376-1)/0.007\ 7=+48.83D$

$F_2=(n_3-n_2)/R_2=(1.336-1.376)/0.006\ 8=-5.88D$

角膜的总屈光度 $=F_1+F_2=+48.83+(-5.88)=42.95D$

二、在水中眼球的屈光情况

　　但是,当我们在水里睁开眼睛时,空气变为了水,水的折射率是 1.333,这

时再按上述公式计算一遍（图 2-14-3）:

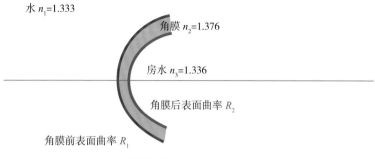

图 2-14-3　当角膜前表面是水时，角膜的屈光力大幅度减少

n_1 水的折射率 1.333

n_2 角膜折射率 1.376

n_3 房水折射率 1.336

R_1 角膜前表面曲率 7.7mm

R_2 角膜后表面曲率 6.8mm

F_1 角膜前表面屈光度

F_2 角膜后表面屈光度

$F_1=(n_2-n_1)/R_1=(1.376-1.333)/0.007\,7=+5.58D$

$F_2=(n_3-n_2)/R_2=(1.336-1.376)/0.006\,8=-5.88D$

角膜的总屈光度 $=F_1+F_2=+5.58+(-5.88)=-0.30D$（接近于 0）

　　所以，当在水中睁眼时，由于水的折射率远远大于空气的折射力，水的折射率与角膜接近使角膜起不到屈光作用了（从对光折射的角度看，角膜和水一样了，变成了水的一部分，所以没有屈光作用了），导致角膜的屈光力大幅度下降了（约等于 0），这时的眼球在水中的总屈光力从 58.64D 下降到约 18D（只剩下晶状体的屈光力），形成了一个超高度的，约为 +43D（4 300 度远视）的远视眼。而这样的远视，人眼的调节是代偿不了的，所以在水里看东西是看不清楚的（只能看到模糊的影子）。

　　要想在水里看清楚，除非角膜的屈光力进一步增加 [比如角膜曲率（r_1、r_2）大幅度变陡峭]，同时晶状体的屈光力大幅度增加才行——但人类的基因设定可不是让你可以在水里看清楚的。

　　可不建议直接在水里睁眼哦，非常不卫生，容易得结膜炎，建议戴游泳镜。

三、戴游泳镜后眼球的屈光情况

戴游泳镜后,游泳镜和角膜间的空隙形成了一层折射率为 1 的,以空气为材质制作的"隐形眼镜",其屈光度取决于游泳镜后表面曲率和角膜前表面曲率,这个"空气隐形眼镜"的度数计算如下(图 2-14-4)。

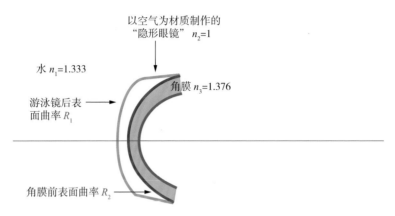

图 2-14-4　戴游泳镜后,相当于戴了一个空气制作的隐形眼镜

假设游泳镜后表面曲率为 0.5m(接近于平面)代入上述公式,则该空气隐形眼镜的屈光力为:

n_1 水的折射率 1.333

n_2 空气折射率 1

n_3 角膜折射率 1.376

R_1 游泳镜前表面曲率 0.5m

R_2 角膜前表面曲率 7.7mm

F_1 游泳镜后表面屈光度

F_2 角膜前表面屈光度

$F_1=(n_2-n_1)/R_1=(1-1.333)/0.5=-0.66D$

$F_2=(n_3-n_2)/R_2=(1.376-1)/0.007\,7=48.8D$

空气隐形眼镜屈光度 $=F_1+F_2=(-0.66)+48.8=48.14D$

(实际上,这个"空气隐形眼镜"比较厚,算厚透镜,其计算公式不一样,需要引入透镜厚度,即游泳镜后表面到角膜的距离,但为了方便理解仍按薄透镜的方式计算,差别不会很大。)

此时,**相当于在水中戴了一个屈光度约为 48D 的高度远视隐形眼镜**,因为远视度数很高、放大率很大,就像一个放大镜一样,对水中的物体有明显的放大作用,所以在水中视物,物体都会"变大了"。所以,戴了游泳镜后在水里看东西会有明显的放大效应。同时,这个游泳镜带来的"空气隐形眼镜"正好矫正了眼球在水中的"高度远视"状态,所以能在一定程度上看清水中的物体。

注:真实的情况是,游泳镜在水中也有屈光作用,其具体的屈光度与游泳镜材料的折射率、游泳镜前后表面的曲率半径有关,计算方法同上,有兴趣可以自己计算。

四、为什么水中的凹透镜是远视镜的效果?

大家可能难理解为什么那个水中的"空气隐形眼镜"是凹透镜的形状,却能起到会聚光线的正镜的作用?

如图 2-14-5 所示,"凸透镜"形状的镜片是正镜,对光线起到会聚作用,但前提是镜片的折射率($n=1.333$)比周围的空气($n=1$)高。

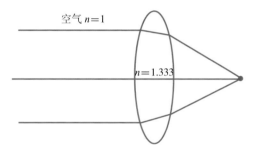

图 2-14-5 "凸透镜"形状的高折射率镜片是正镜,对光线起到会聚作用

但如果反过来,周边的介质折射率比透镜还高,比如本案例中的"空气隐形眼镜",镜片折射率为 1,而周围的介质是水(折射率 $n=1.333$),那"凸透镜"的形状得反过来变为"凹透镜"才能对光线有会聚作用(图 2-14-6)。

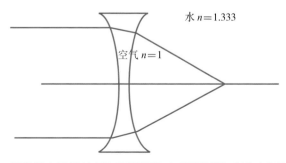

图 2-14-6 周边的介质折射率比透镜还高时,"凹透镜"才能对光线有会聚作用

第三章

角膜塑形相关问题

为什么角膜接触镜是近视控制的一线光学矫正工具？

2019 年发布的《国际近视管理指南》(*IMI – Clinical Management Guidelines Report*)中提到，接触镜是儿童近视控制的一线光学矫正工具，而框架眼镜是二线矫正工具，适用于无法配戴或不接受接触镜的儿童。

一、以眼轴增长为评价指标，接触镜近视控制效率优于框架镜

在既往的临床研究中，的确看到接触镜的近视控制效果优于框架镜。Huang(2016)对已论证过的 16 种儿童近视防控的方法的近视控制效果做了一个对比，对这些方法做了一个"排序"，以眼轴增长为评价指标，接触镜(包括角膜塑形镜、多焦点接触镜)的近视控制效率高于框架眼镜(包括：双光镜、渐变多焦点镜、减少周边离焦框架镜、棱镜＋双焦点组合镜)。

二、为什么框架镜的近视控制效果不如接触镜？

1.框架镜不能随眼球转动而保持同步转动　框架镜验配时是以眼球向正前方看，视线通过镜片的光学中心为基准进行设计的。而真实的生活场景中，我们向各个方向注视时，眼球是会不断转动的，所以眼球的注视视线不一定都会从镜片的光学中心看出去。对于单焦点的框架镜(即镜片只有一个光度)来说，视线不通过光学中心时有效的屈光度会发生少量的改变，但影响还不算大。但是对于功能性镜片(即镜片只有两个以上的光度)来说，不同的注视位置，决定了视线通过镜片处的光度不同，这就会有影响了。

人眼在看近物(比如读书、看手机)时，自然双眼会向内、向下方转动。而

不同个体的阅读习惯差异很大,因年龄、隐斜、阅读时的头位、阅读距离等而不同。Bao(2015)对比了正位眼、外隐斜和内隐斜的儿童戴单光镜和渐变镜阅读距离、头位、注视角的比较,在她们的研究中发现,外隐斜儿童阅读时头位的倾角大(即更低头)而内隐斜儿童阅读时头位的倾角小(即更抬头);外隐斜儿童阅读时的注视角小(图 3-1-1A),而内隐斜儿童阅读时的注视角大(图 3-1-1B)。在戴渐变多焦点镜的时候这种趋势会明显增加。

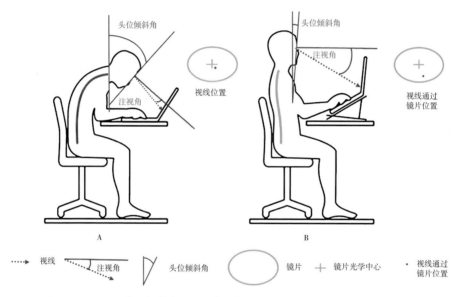

图 3-1-1　不同头位倾斜角不同,注视角不同,视线通过框架镜片的位置不同

注视角大,意味着看近时视线通过镜片的位置偏离光学中心。对于渐变多焦点镜来说,偏离光学中心位置光度不同(视 ADD 的大小而不同),产生的光学效果也不同,才能起到渐变多焦点镜片不同光学区所能起到的效果。如果注视角太小,看近时视线通过镜片的位置就在光学中心附近,那渐变镜就起不到作用了。外隐斜的儿童看近时注视角小,所以视线还是从光学中心的位置看出去,这样戴镜与普通的眼镜就没有明显的差别。该研究认为,这可能是为什么内隐斜的儿童戴渐变多焦点镜的近视控制效果优于外隐斜儿童的原因之一。

可见,对于各种多功能镜片设计来说,视线从镜片的什么位置看出去很重要,而个体的注视习惯却差异很大,毕竟镜片不能随眼球转动而保持同步转动。对于近视控制设计的框架眼镜来说,很难保证配戴者的视线一定从理想的位置看出去,这样就可能会影响近视控制效果。

比如减少周边远视性离焦的框架镜,当视线从中心看出去的时候,周边的近附加光度能在视网膜上形成近视性离焦,但如果视线从偏离中心的区域看出去的时候,这种离焦设计产生的视网膜像的效果就会不一样了。

现在有一种多点近视离焦的框架镜设计,这种设计中间六边形是远距全矫区域,中周部的马蜂窝状的环形区域是离焦环区,由 396 个直径 1mm,间隙 0.5mm 的 +3.50D 微透镜组成,所以离焦环区的每一个微透镜的度数都是在远用光度上增加 +3.50D。眼球转动时即使通过这些蜂窝状的区域看出去也会在视网膜上形成多点的近视性离焦。这种设计解决了眼球转动时注视视线变化与框架镜光学区位置不匹配的问题(国内目前还没有这种镜片设计的临床研究结果发表)。

对于接触镜来说,镜片直接贴附在角膜上,镜片活动度小,会随着眼球的转动而转动,在配适良好的情况下,视线会始终从接触镜的中央光学区附近看出去。就不会出现上述框架镜的问题。

2. 猜想近视控制的框架镜设计离焦量可能不够 角膜塑形镜对近视的控制效果很确切,已经有非常多的临床研究证明其对近视控制的有效性平均优于软性接触镜和框架镜(图 3-1-2)。

角膜塑形近视控制原理的主要假设,是认为塑形后角膜上的高曲率环状离焦区域,使视网膜周边成像在视网膜前,形成近视性离焦。如果这个假设是正确的,那离焦量越大,近视控制效果会越好。

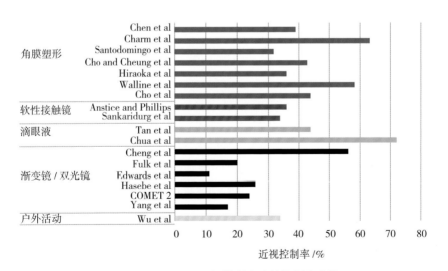

图 3-1-2 不同近视控制方法的控制率比较

我们猜想近视控制的框架镜设计离焦量可能是不够的。图 3-1-3 中是一个近视 –5.00D 角膜塑形的切线差异地形图,可以看到塑形后起到"周边近视性离焦的环"的屈光度差异是 +3.75D,中央角膜屈光度差异是 –3.75D,也就是说,离焦环产生了 7D 的近视性离焦量。

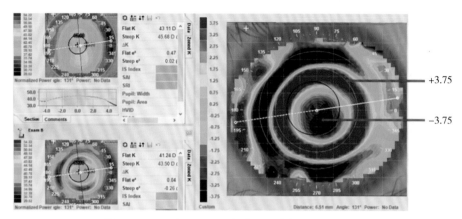

图 3-1-3　近视 –5.00D 角膜塑形的切线差异地形图

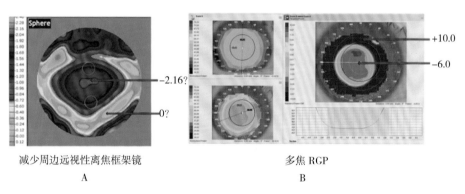

减少周边远视性离焦框架镜
A

多焦 RGP
B

图 3-1-4　减少周边远视性离焦框架镜和多焦 RGP 的离焦量比较
A. 离焦框架镜;B. 多焦 RGP

如图 3-1-4 所示,A 图是一个 –2.25D 的减少周边远视性离焦框架镜的镜度图,其中央光学区光度 –2.16D,而周边的离焦环区光度为 0,也就是说,离焦环产生了 2.16D 的近视性离焦量。而图 3-1-4B 是一个 –4.00D 的配戴多焦 RGP 后的切线差异地形图,可以看到戴镜后起到"周边近视性离焦的环"的屈光度差异是 +10D,中央角膜屈光度差异是 –6D,也就是说,离焦环产生了 16D 的近视性离焦量。

所以，与角膜塑形（或多焦 RGP）相比，框架镜近视控制设计的近视性离焦量小太多了，这可能也是其近视控制效果相对差的原因之一。

此外，目前软性多焦点接触镜的离焦量（ADD）一般在 2～3D 间，我们猜想这也许也是软性接触镜近视控制效果不如塑形镜的原因之一（软镜也有很多种设计，不同设计间的差别也很大，近视控制效率也不同）。

在动物实验中，有不少研究者使用的是 5D、10D 甚至更多的周边离焦量设计，都有良好的近视控制效果。那是否增加框架镜的周边离焦量（增加周边的 ADD 设计）也能对人眼有效呢？我们猜想可能也不是，因为当周边离焦量增加时会带来大量的高阶像差，而严重影响视觉质量。戴那样的眼镜可能会出现视物严重变形、眩光，甚至头晕目眩的情况。

对于人眼需要多大量的周边离焦才能达到有效控制近视控制进展而又能不明显影响视觉质量，舒适视物，还有待进一步的研究。

小结

对于儿童近视控制来说，角膜接触镜是一线的近视控制手段，近视控制有效，明确。但相对框架镜来说，接触镜风险也相对高，使用的经济成本和费用也更高。

框架镜近视控制效果差的可能原因，我们猜想是：①框架镜片不能随眼球转动而保持同步转动，影响了框架镜的光学设计效果；②近视控制的框架镜设计离焦量可能不够。

问题 2

怎么科学地看待角膜塑形镜？

我国青少年近视率居世界首位。在近视防控方面，角膜塑形镜（即 OK 镜）渐渐被大众熟知，其需求量和验配量也在逐渐增加，这种近视控制手段到底是怎么回事？有没有效果？有没有风险或副作用？

一、什么是角膜塑形镜（OK 镜）

角膜塑形镜（orthokeratology lens），简称 OK 镜，是一种特殊的硬性透气性角膜接触镜。配戴塑形镜后，角膜中央区域的弧度在一定范围内变平，从而暂时性降低一定量的近视度数,是一种可逆性非手术的物理矫形治疗方法。现代角膜塑形镜采用夜间戴镜的方式对角膜塑形,这种配戴方式异物感小,容易适应,镜片不容易丢失而且配戴者日间不用再戴框架镜或软性角膜接触镜矫正视力,可以方便地参加体育和娱乐活动。

角膜塑形术发展历史可以追溯到中国的古代,记载中古人睡眠时用沙袋压在眼睛上能让视力提高,虽然无法考证,但这个传说却说明了角膜塑形的基本原理——压平角膜、改变角膜曲率而减少近视度数。最近见到有一些机构,在给孩子做"压石治疗近视",治疗过程就是用石头压住眼睛,其实本质上就是压平角膜,使角膜曲率平坦化而减少近视。当然我们绝对不建议这种"压石治疗",因为不但效率非常低,不确定,而且长期压迫眼球有很多未知的风险(比如高眼压造成视神经损害)。

第一个角膜塑形的研究是在 20 世纪 50 年代开始的,但在 1962 年的国际角膜塑形会议上才正式启用了角膜塑形(orthokeratology,简写为 ortho-k,或 OK 镜)这个词,所以角膜塑形镜也叫 OK 镜。

需要特别注意的是:角膜塑形的检查和验配复杂,属于医疗行为。我国规定角膜塑形镜的验配和复诊必须在符合条件的有医疗资质的机构进行。

二、角膜塑形为什么能控制近视进展? 效果怎么样? ——角膜塑形控制近视进展的原理和效率

研究发现常规的近视矫正手段(框架镜、软性角膜接触镜)会使中央焦点成像在视网膜上,但周边焦点成像在视网膜后(远视性离焦,图 3-2-1A),这样就会传递给发育中的眼球一个信号:眼轴长长一点,这样焦点就会落在视网膜上了——导致眼轴增长,近视增加。配戴角膜塑形镜后,角膜形态发生变化,周边角膜因为"牛眼环"曲率增加(图 3-2-2)、屈光力增加,中央焦点成像在视

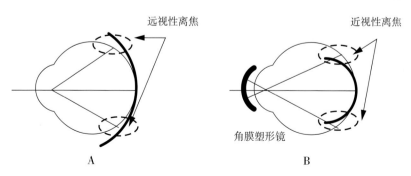

图 3-2-1 角膜塑形形成周边近视性离焦

A.近视眼周边视网膜远视性离焦; B.角膜塑形后周边视网膜近视性离焦

网膜上而周边焦点成像在视网膜前（近视性离焦，图 3-2-1B），这种周边像成像在视网膜前的状态可以保护近视，减缓眼轴增长。

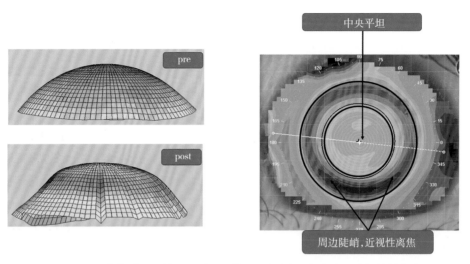

图 3-2-2　戴角膜塑形镜后，"牛眼环"屈光力增加，成像时周边物像的焦点会落在视网膜前

　　简单地说就是：使用常规的矫正方式时，周边的"余光"是模糊的（远视性离焦），这会促进眼轴增长、近视增加。而戴塑形镜以后，中央和周边的"余光"区都是清晰的。

　　在各类近视控制手段中（包括角膜塑形镜、多焦点软性接触镜、阿托品滴眼液、渐变镜/双光镜、户外活动），角膜塑形的近视控制率（比较眼轴）在 35%～60% 之间，属于中、高强度的近视控制方法。

　　既往有研究认为角膜塑形镜的近视控制效果对中度近视（-1.25～-4.00D）和瞳孔较大的儿童效果最好。但在最近我国的一项研究中，角膜塑形镜在低度近视（≥-3.00D）、中度近视（-3.25～-6.00D）和高度近视（≥-6.00D）组的近视控制效果相当，分别为 49%、59% 和 46%，说明其控制近视的效果不受屈光度影响，对低度近视也具有良好的控制效果。

　　三、为什么原来没听说过角膜塑形？原来的 OK 镜不是不能戴吗？——角膜塑形从"谈虎色变"到流行

　　20 世纪 90 年代末到 21 世纪初，我国就开始有角膜塑形镜验配。然而由于当时的镜片设计、镜片材料和验配技术都还不完善，最重要的是监管不足，当时很多不具备医疗资质的眼镜店都在开展，没有角膜地形图指导，验配者更缺乏相关的眼科临床知识技能，导致出现了不少的并发症。对2001—2005年的17篇文献调查表明，OK镜引起的感染性角膜炎50例。其结果显示，中国内地（大陆）42%最多，其次是中国台湾、中国香港，仅亚洲就占了80%。引起感染症的细菌，52%是铜绿假单胞杆菌，30%是棘阿米巴原虫，这两种就占了80%以上。当时人们"谈OK镜色变"，角膜塑形技术被"打入冷宫"，无人问津。

而在美国，角膜塑形技术包括镜片材料、设计、验配技术都在飞速发展，2008年以来临床研究发现角膜塑形对儿童近视进展有很好的控制作用。我国医疗机构又重新开始在严格的监管下进行验配。数据统计显示，我国角膜塑形镜的配戴者每年平均增加10万～30万，增长率约30%～40%，家长对角膜塑形技术的接受度在快速增加。同时，角膜塑形的科学研究也很热门。截至本书完稿，在万方医学网录入关键词"角膜塑形"，可以检索到角膜塑形相关的研究论文926篇，而且从文献发表的年度看，2010年以后角膜塑形研究突然出现了爆发式的增长。

在PubMed网站，录入关键词orthokeratology（角膜塑形），可以检索到501篇相关文章，同样可以看到文献数量在2010年起开始爆发式增长。

四、角膜塑形镜的近视控制效果会一直都这么好吗？——OK镜的近视控制效果随年龄增加呈现下降趋势

但研究也发现，配戴角膜塑形镜后的近视控制效果（控制率）会随年龄增加呈现逐渐下降趋势（图3-2-3）。这可能是因为，随年龄增加近视本身进展速度就会相对变慢，而近视控制率也就相对变差了。但总体近视速度仍然表现为"变慢"。

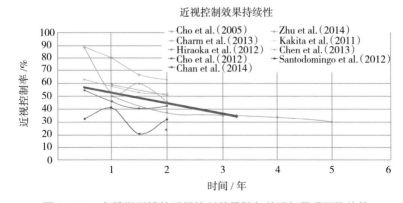

图3-2-3　角膜塑形镜的近视控制效果随年龄增加呈现下降趋势

五、高度近视能否用角膜塑形镜？——部分塑形也有近视控制作用

Pauline cho（2013）的研究发现对于中高度近视儿童，即使只对近视部分塑形，日间戴一副低度的框架眼镜矫正残余的近视仍然有明显的近视控制作用（控制率63%）。虽然日间还需要戴一副框架眼镜，但原来无法做角膜塑形的高度近视儿童也可以享受角膜塑形带来的近视控制便利了。而且日间戴的低度近视镜比原来的眼镜也更轻、更薄、更美观，即使不戴框架镜，裸眼视力也比原来大幅提升的。

六、散光大能配角膜塑形镜吗？——环曲面塑形镜可以处理散光大的患者并有同样好的近视控制效率

环曲面设计（toric 设计）的塑形镜的出现，可以解决散光近视患者塑形后容易偏位的问题。TO-SEE（Toric Orthokeratology- Slowing Eyeball Elongation）的研究发现使用环曲面塑形镜的散光患者不但能获得较好的日间视力和视觉质量，而且近视控制效果同样很好。该研究中近视儿童散光量为1.25～3.50D，对照组为单焦框架眼镜。2 年眼轴增长量明显低于对照组，分别为 0.30mm 和 0.64mm，OK 镜组的眼轴增长控制率相对于对照组为 52%。所以，环曲面塑形镜可以处理散光大的患者并有同样好的近视控制效果。

七、OK 镜停戴后近视进展又会变快吗？——近视反弹效应

Cho 和 Cheung（2017）的研究中，停戴 OK 镜组（第一组）配戴角膜塑形镜片 24 个月后，停戴镜片 7 个月，改配戴单焦点框架眼镜（阶段Ⅰ），之后再重新配戴角膜塑形镜 7 个月（阶段Ⅱ）。第二组为戴单焦点框架镜的对照组。在最初的 2 年近视控制研究中，与戴框架眼镜的人相比，停止戴角膜塑形镜会导致眼轴略快增加。恢复戴角膜塑形镜后，眼轴增长再次减慢。这项研究表明，停戴 OK 镜后有一定的反弹效应（但并不明显），如果停戴半年后眼轴增长加快，近视仍在进展，可以考虑继续配戴 OK 镜。

八、戴角膜塑形镜会发生感染吗？——微生物感染风险

2001—2008 年间，有超过 100 例因角膜塑形造成的感染性角膜炎（包括细菌性和棘阿米巴性）报道。而在近年来（2005—2015 年）对角膜塑形研究文献的报道中，虽然角膜塑形的不良反应大于对照组，但是都是一些轻度的并发症，多数是 2 级以下的下方角膜上皮脱落和着色（轻度）、轻度结膜充血等，而

且在短期停戴后就能够迅速恢复正常。近年来的文献研究未发现因配戴角膜塑形镜造成的严重并发症的报道。

Bullimore 等（2013）对 1317 例夜戴型角膜塑形镜配戴者进行了调查，8 例浸润性角膜炎事件中 6 例发生于儿童，677 例儿童配戴者中 2 例发生微生物性角膜炎。微生物性角膜炎的估计发病率为 7.7/10 000（全部）和 13.9/10 000（儿童），与每日配戴硬性透气性角膜接触镜（RGP，1.2/10 000）和长期配戴软性角膜接触镜（13.3/10 000～19.5/10 000）微生物性角膜炎发病率相似（表 3-2-1）。目前我国角膜塑形镜配戴者以青少年和儿童为主，13.9/10 000 的微生物性角膜炎发病率虽然不算高，但每年几十万人次的绝对验配人群长期配戴，潜在的风险还是需要重视的。

表 3-2-1　配戴不同接触镜的微生物性角膜炎年发病率

配戴的接触镜种类	微生物性角膜炎年发病率	微生物性角膜炎且视力下降 2 行以上年发病率
日戴 RGP	1.2/10 000	0
日抛软镜	2/10 000	0
日戴硅水凝胶	1.2/10 000	1.1/10 000
连续过夜配戴硅水凝胶 (Stapleton et al, 2008)	25/10 000	2.5/10 000
儿童日戴型 2 个月抛硅水凝胶 (Sankaridurg et al, 2013)	0	0
儿童夜戴角膜塑形 (Bullimore et al, 2013)	13.9/10 000	0
成人夜戴角膜塑形 (Bullimore et al, 2013)	0	0

回顾以往的文献报道，角膜塑形镜相关的细菌性角膜炎与患者性别、配戴前近视的度数及镜片的品牌关系不大，而是与验配者和配戴者缺乏培训和教育、不正确的配戴方式、护理不当和随访不及时相关，所以该问题的防范在于规范的验配和护理、对配戴者与家长的宣教、准时的随访检查和及时的并发症处理。

在角膜塑形镜的使用中需要规范操作,如塑形镜验配的正确宣教,合适的设备,严格的随访安排,要提升角膜塑型的专业水平,减少并发症和其他相关问题等,这样才能最大化避免和减少微生物感染风险。

九、一副角膜塑形镜能用多久？——镜片寿命

目前角膜塑形镜生产商推荐的镜片更换周期为一年,我国配戴者一般都配戴 1.5～2 年更换。我们在临床实践中发现,如果镜片超过一年的,一定要注意定期复诊,观察塑形效果的变化,如果地形图表现变化的,可能是镜片参数已经发生了改变、需要更换了。图 3-2-4 中一个患者连续配戴角膜塑形镜,在第 15 个月复诊时,地形图都表现很好,日间视力佳,但第 16 个月后,日间视力下降到 0.3,地形图也没有"牛眼环"了。这可能是镜片发生了变形,不再适用。当看到这样的情况时,就需要更换镜片,重新验配。

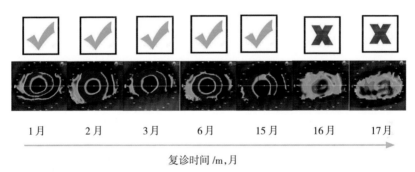

| 1 月 | 2 月 | 3 月 | 6 月 | 15 月 | 16 月 | 17 月 |

复诊时间 /m,月

图 3-2-4　连续戴镜第 15 个月后,塑形后地形图发生了变化

十、角膜塑形镜成人能用吗？

角膜塑形镜最早就是为了给成人使用的,配戴者日间就不必再戴框架眼镜或隐形眼镜了。但成人眼球屈光状态稳定,不需要控制近视,戴塑形镜也没有近视控制效果。

十一、轻度干眼的软性接触镜配戴者使用角膜塑形镜的优势

配戴软镜时,软镜会吸收泪液到镜片材质中,含水量越高、屈光度越高的软镜"吸水"越明显,这类配戴者常常会有干眼的表现。Carracedo 发现硅水凝胶软性接触镜配戴者转为戴角膜塑形镜一个月后眼表病变指数(OSDI)评分就显著降低,眼干症状和结膜杯状细胞密度均得到改善。提示相较于大直径

的软镜,角膜塑形镜(或 RGP)能改善泪液质量。而且,戴角膜塑形镜者干眼主观评分 Dry Eye Questionnaire(DEQ)和客观检查(结膜充血程度、眼红、结膜染色)都显著优于戴硅水凝胶接触镜者。这可能是因为日间不用戴软性接触镜,所以泪膜完整造成良好影响的结果。而且日间没有软镜时使用人工泪液或热敷按摩眼睑治疗干眼的效果会好很多。

当然严重的干眼患者戴角膜塑形镜同样有风险。

十二、角膜屈光手术后能配戴角膜塑形镜吗?

屈光回退(手术后又出现了近视)是角膜屈光手术的常见并发症。而这种情况常常伴随不规则散光和眩光,严重的屈光回退患者即使裸眼视力 1.0,都会抱怨眩光严重、视觉质量差而难以接受。这一类患者因为做过角膜屈光手术,其角膜中央平坦而周边相对陡峭,可以通过配镜硬性角膜接触镜(RGP)重建屈光面,而角膜塑形镜这种周边陡峭而中央平坦的设计正好与屈光手术后的角膜形态匹配,也是一种可行的矫正方式(图 3-2-5)。

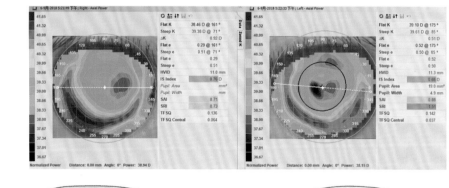

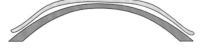

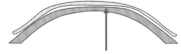
角膜屈光手术后角膜平坦化

图 3-2-5　角膜塑形周边陡峭而中央平坦的设计正好与屈光手术后的角膜形态匹配

小结

角膜塑形镜对儿童近视进展有 35%～60% 的控制作用,但其应用有适应证,配戴也有相关风险,一定要在有医疗资质的机构进行检查验配。

问题 3

孩子近视 200 度带 150 度散光,能戴角膜塑形镜吗?

我经常接到这样的问题:"医生您好,请问孩子近视 200 度带 150 度散光,能戴角膜塑形镜吗?"

是否能做角膜塑形镜的验配,不是单单看近视程度的。那么验配角膜塑形镜,除了看近视程度(度数)以外,还有哪些影响因素是需要做具体检查来判断的?

一、角膜塑形就是把角膜曲率变平坦

角膜塑形的基本原理,是用比角膜弯度更加平坦的镜片去"压"角膜(其实不是压角膜,而是让角膜上皮重新分布,我们在后续的章节中详细介绍),让角膜的弯度变平坦(角膜曲率变低),这样近视度数就降低了。所以角膜塑形改变的是角膜的曲率,不是眼轴。

角膜曲率被压平坦的量是有极限的,一般认为通过塑形最多能使角膜曲率平坦到 36.0D(极限值)。不同的角膜,曲率不同,角膜曲率陡的(比如 45D)距离 36D 的极限值还远,可以多"压"一些,所以近视可以多塑形掉一些,可塑形的空间较大;而有的角膜曲率本身就很平了(比如 39.0D),距离 36D 的极限值"不远"了,可塑形的空间就不大了。也就是说,角膜本身就很平了,已经平无可平了,给再多的塑形压力也压不下去。

因此,能够做多少度的近视塑形,不仅仅看近视的程度,还取决于角膜曲率。如果角膜曲率陡峭,则能塑形的近视量也越大;反之,如果角膜曲率平坦,则能塑形的近视量也越小。比如,塑形镜可以容易地把角膜曲率从 44D 变平坦到 42D,这样就塑形(减少)了 200 度近视;但如果角膜曲率只有 38D,已经很平坦了,要想把角膜曲率从 38D 变得更平坦到 36D 就会困难很多。

当然也不是说角膜曲率陡峭的就一定可以做很大的近视塑形。对陡峭的角膜塑形时,角膜顶部与镜片接触面小,"压强大",容易承担太多压力(图 3-3-1),角膜上皮比较容易脱落,甚至容易出现角膜并发症。所以角膜曲率 45D 以上做塑形容易出现角膜上皮脱落、点染的情况,也不宜做过多的近视塑形量。

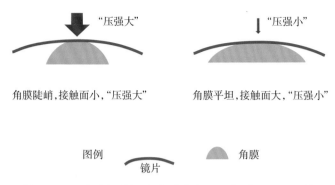

"压强大"   "压强小"

角膜陡峭,接触面小,"压强大"   角膜平坦,接触面大,"压强小"

图例   镜片   角膜

图 3-3-1 陡峭角膜塑形,角膜中央承压大,容易上皮脱落

二、角膜形态学特征很重要

理想的塑形镜配适要在角膜上获得稳定,尽量居中的定位。这取决于角膜的形态学特征包括:角膜散光与角膜规则性、对称性、e 值。这些指标需要做角膜地形图的检查来判断,而不是看近视的程度。

1. 角膜散光 当角膜不是圆球形状,而是一个椭圆形的时候,就有角膜散光。所以我们说的角膜散光是指角膜的形态特征(不是度数),角膜散光越大,说明角膜越"椭圆"。

角膜散光大的需要特殊设计的镜片来配适。角膜是椭圆形,那我们需要一个"反的"椭圆形来和角膜的形状相匹配,这样才能获得良好、居中的定位。如果用圆形的镜片放在一个非常椭圆的角膜上,那镜片就无法稳定地停留在角膜中央,而发生偏位。

角膜散光太大(>3.00D)的时候,即使做一个"反的"椭圆形镜片来验配也不容易做好(容易发生偏位或镜片黏附)。所以一般我们做角膜散光在 300 度以内的塑形还可以获得良好的效果,超过 300 度的角膜散光建议选择其他近视控制方法。

注意,角膜散光与我们平时说的"验光有散光"其实是不同的。验光有散光说的是屈光度,反映眼球的屈光状态;角膜散光说的是角膜形态。因此会出现屈光检查散光不大,但角膜散光很大的情况。

2. 角膜规则性 / 对称性 塑形镜片是圆形的,如果角膜是不规则、不对称的,则镜片在角膜上的定位就不好,可能会造成塑形偏位的情况。具体需要视光医生通过试戴和评估来判断是否能配戴塑形镜。

3.e 值 e 值反映的是角膜的中央和周边曲率的差异。角膜其实不是一个

标准对称的球体,而是中央的曲率陡,周边曲率平的形态。

　　角膜 e 值会影响塑形的效果和预后。如果中央的曲率很陡,周边曲率很平,二者的差异很大,则角膜 e 值就高,这种情况容易塑形。但 e 值太高(e 值0.75 以上),角膜中央承压集中,容易角膜上皮脱落。反之,如果中央的曲率和周边曲率的差异不大,则角膜 e 值就低(e 值 0.3 以下),此时角膜非常平均地承压,这种情况也不容易塑形(图 3-3-2)。所以,过高和过低的 e 值都不适合塑形。

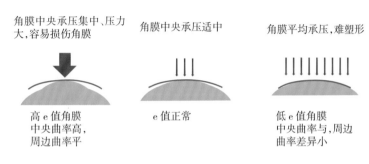

图 3-3-2　角膜 e 值影响塑形的效果和预后

三、眼睑形态和眼睑张力

　　塑形镜是过夜配戴的,闭眼状态下,眼睑的形态、眼睑压力对镜片的定位会有影响。按经验,睑裂小、眼睑肥厚、眼睑紧的儿童(图 3-3-3A)塑形时,镜片容易受眼睑力量的影响偏位,而塑形效果不好;而大眼睛,双眼皮的儿童(图3-3-3B)则眼睑对镜片定位的影响小,容易塑形。

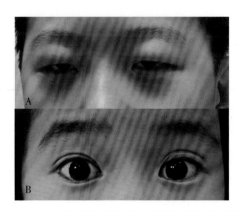

图 3-3-3　眼睑的形态、压力对镜片定位有影响

目前还没有能测量眼睑张力的检查设备。我们主要靠配适检查和试戴情况判断是否能做塑形镜的验配。

四、角膜生物力学

有的人角膜很"硬",即使给很大的压力,可能也"压不动"(我们称为"铁角膜")。角膜的弹性模量、硬度等生物力学性质也会影响塑形的效果。目前还没有理想的能量化测量角膜生物力学的检查设备,所以也需要视光医生根据试戴评估来判断。

五、泪液质量影响塑形效果和安全性

良好的泪液分泌、泪液交换是保障塑形安全的重要因素。如果泪液质量差或泪液分泌少,没有足够的泪水"滋润、润滑",镜片很容易和角膜黏附在一起,而引起角膜并发症。所以,验配前还需要做泪液质量和泪液分泌的检查来确定是否合适塑形。

六、小结

能否做角膜塑形,需要看很多的检查指标,可不是只看近视度数的。其中角膜的形态学指标(角膜地形图)最重要。

角膜塑形镜的验配,与验配普通框架眼镜大不一样,需要在完整检查的前提下,仔细、耐心的试戴、评估才能确认是否能塑形。家长还是要带孩子去有医疗资质的,专业的视光机构验配。

很多家长怕戴塑形镜有风险,其实上述专业检查评估做到位,就是为塑形的安全性保驾护航,大幅度降低风险。反而只论近视度数就判断是否能配塑形镜的才风险巨大。

问题 4

角膜塑形镜把角膜压平,压多了对角膜有损伤吗?

有家长咨询:你提到角膜塑形就是把角膜压平,角膜曲率从陡峭的状态压平为平坦的状态,压平多少个 D,就是近视降低了多少度。这样压多了会不会对角膜造成不可逆的损伤?

一、OK 镜应该叫"角膜上皮塑形镜"更贴切

我们的确提过,角膜塑形就是把角膜曲率变平坦。但其实并不是通过"压"来实现的。角膜是一个有弹性的组织,就像橡皮球一样,当你用手指(或压迫物)去压这个皮球时,手指接触的地方皮球的确会被"压平或压陷"的,但当放开手指时,皮球就会自然弹回原状而无法保持这种被压平的状态。所以塑形镜使角膜曲率变平坦,不是靠压的,否则刚刚摘镜后没多久近视就回弹了,不可能保持一整天视力都清晰的状态。

角膜表面有一层上皮组织,这层上皮组织和我们皮肤表面的上皮一样,会不断地再生更替(当你洗澡的时候可以搓出来的皮屑就是老化脱落的上皮组织,而新的上皮组织不断再生更新)(图 3-4-1)。角膜上皮细胞的生长很像"长草",角膜上皮就是这些"草"。自然状态下,"草"是均匀地生长的,所以角膜上"草"的厚度也是差不多一样的。

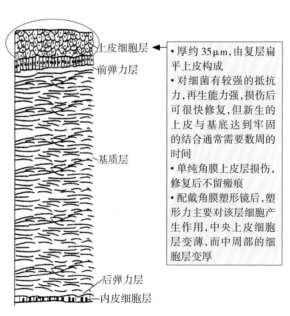

图 3-4-1 角膜上皮的生理特点

角膜塑形镜本身是没有度数的,镜片只是提供了一个特殊的"形状"或者说是一个"模子"。当戴了角膜塑形镜这样的"模子"时,镜片和角膜间的间隙在中央和周边是不一样的:在中央,角膜和镜片的间隙比较小;而在周边,角膜和镜片的间隙比较大(图 3-4-2)。

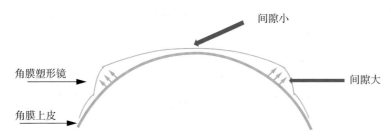

图 3-4-2　戴角膜塑形镜后镜片和角膜间的间隙在中央和周边不一样

戴镜后因为中央的空间受限,"草"就会向周边生长,这样长出来的"草"就是中间薄而周边厚的形态(图 3-4-3)。这样的形态正好是一个近视隐形眼镜的形状,这时摘镜后就像戴了一片用自己的角膜上皮做的近视隐形眼镜一样,也不用摘戴——这就矫正了近视。而且巧的是:这个用角膜上皮做的隐形眼镜的形状很特殊,周边的屈光力比中央大很多,正好可以让周边的光线聚焦在视网膜前,形成近视性离焦,有近视控制作用。

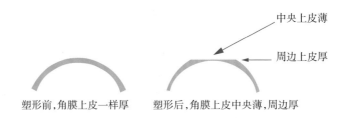

图 3-4-3　塑形后角膜上皮中央薄,周边厚,形成近视隐形眼镜的形状

角膜塑形后,角膜上皮细胞在角膜表面厚度不同,上皮重新分布,所以角膜塑形镜其实应该叫作角膜上皮塑形镜才对。

也就是说,角膜塑形的本质是改变了自然生长更替的角膜上皮细胞的分布状态,让上皮细胞变得中间薄,周边厚,形成一个近视的隐形眼镜的形状。在这个过程中,角膜曲率也变平了。所以,当停戴角膜塑形镜以后,没有角膜塑形镜这个"模子"的限制,角膜上皮做的那层"近视隐形眼镜"自然更新脱落了,角膜上皮重新生长出来又变成一样厚的"草"了,近视又出现了。

当近视度数高,塑形量很大时,意味着对角膜上皮的"塑造"更猛烈,所以容易出现上皮脱落,点状染色的情况,但一般及时处理后,让新的角膜健康上皮生长出来就能恢复正常。因为主要是对可以反复再生的角膜上皮塑形,所以塑形镜一般不会对其他角膜组织结构有明显的影响。

而且角膜上皮更新得很快,一般24小时就会有新的细胞更新填补自然衰老和损伤的上皮细胞,7天就有一次大更新。这意味着,发生角膜上皮损伤时,只要及时正确处理,角膜很快就能修复如初。

注意,这并不是说出现角膜损伤(上皮点染,上皮脱落)也不需要处理,而是一定要在专业的视光医生监控下确定是否需要处理,怎么处理。家长不应自行处理。

二、角膜塑形后是否会影响眼轴测量?

有家长询问:做角膜塑形后测量眼轴是否会不准确,是否需要停戴镜片,待角膜完全恢复后再测量更准确?

如图3-4-1所示,角膜的生理特点中提到,角膜上皮其实是比较薄的,总共也就约 $35 \sim 40 \mu m$(微米)厚度(1mm等于 $1000 \mu m$)。角膜塑形对中央角膜上皮厚度的改变最多也就10余微米(也就是0.01mm)而已,对于眼轴这样以毫米(mm)为计量单位的尺度来说,测量误差可能都会有10余微米甚至几十微米的。也就是说,可能测量眼轴时,注视方向的变化、瞬目、泪液改变等都有可能造成比上皮塑形后的变化还要大的误差。因此,塑形后角膜上皮厚度的变化相对于眼轴来说不是一个量级的,可以忽略不计。不论是否停戴塑形镜,塑形后进行眼轴测量,仍然是衡量近视变化的客观指标之一。

问题 5

戴角膜塑形镜是对可反复再生的角膜上皮塑形,这样就没有风险吗?

上一节中提到,OK镜其实应该称为角膜上皮塑形镜,主要是通过改变角膜上皮的分布,使角膜表面的弯曲度变平坦来降低近视。很多家长询问,那是否意味着即使角膜上皮损伤了也没关系,因为会很快长出新的一层上皮来,这样的话戴OK镜是很安全没有风险的?

皮肤是很重要的保护器官,假如不小心摔了一跤,皮肤擦伤了,皮肤下的组织器官没有了皮肤的保护,很容易受感染,同时人会感到疼痛,破损的皮肤组织会有炎症、有修复反应发生。如果皮肤的损害比较深,修复后还会留下瘢痕。角膜是直接和空气接触的,直接和各种微生物、灰尘、微粒等接触。完整的角膜上皮就很像我们的皮肤,它很好地保护着上皮下的角膜组织。

角膜塑形的过程中,角膜上皮的分布发生了改变,但却是完整、健康的。如果角膜塑形不当,也会造成角膜上皮的损伤。虽然角膜上皮是可以反复再生的,但在上皮修复前,上皮下的角膜基质层就直接暴露,就很容易造成感染。角膜基质层是不可再生的,而且即使损伤修复了,也会很容易留下不透明的"瘢痕"痕迹,这就会影响视力甚至留下不可逆的视力损害。

戴角膜塑形镜后常见的引起角膜损伤的原因包括:

一、镜片配适过于平坦

配适过平是最常见的中央角膜上皮损伤的原因。

角膜塑形镜的验配是使中央的上皮变薄,周边的上皮细胞变厚。我们要求角膜塑形镜在中央的镜片下间隙(镜片和角膜的距离)不能小于 5μm(图 3-5-1)。如果镜片配适过于平坦,中央的镜下间隙就会过小,如果镜下的泪液间隙小于 5μm(或者没有),意味着镜片对角膜中央的压力过于集中,过大,造成上皮损伤(图 3-5-2)。

同时,过平坦配适时,镜片对中央角膜的压力过大,镜片边缘翘起较多(图3-5-3B)像跷跷板一样,在角膜上的稳定性变差,这时镜片就会自动停留在相对稳定的位置(图 3-5-3C),而这常常是一个偏位的位置,很容易造成镜片黏附、角膜压痕、角膜损伤。

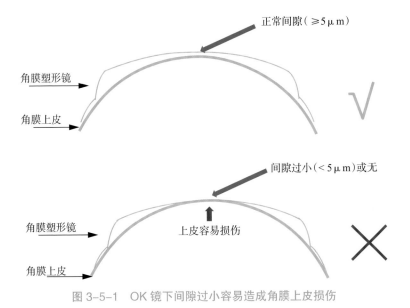

图 3-5-1　OK 镜下间隙过小容易造成角膜上皮损伤

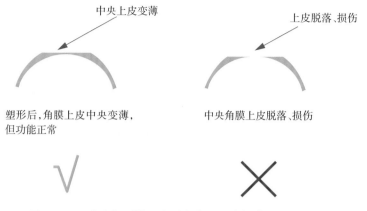

中央上皮变薄

上皮脱落、损伤

塑形后,角膜上皮中央变薄,
但功能正常

中央角膜上皮脱落、损伤

图 3-5-2　中央塑形镜压力过大容易导致角膜上皮脱落损伤

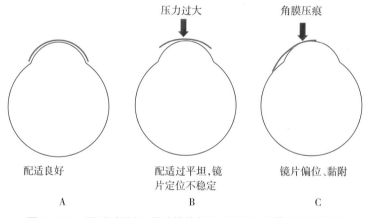

压力过大

角膜压痕

配适良好

配适过平坦,镜
片定位不稳定

镜片偏位、黏附

A

B

C

图 3-5-3　配适过平坦,导致镜片偏位、黏附和角膜压痕示意图

　　镜片一旦黏附,无活动,就意味着没有泪液交换,泪水无法进入到镜片下,镜片就会和角膜上皮细胞粘在一起,一摘镜就容易把上皮细胞"拉下来",上皮细胞就脱落缺失,没有了上皮的保护,角膜就容易发生感染或其他并发症。

　　二维码 3-5-1 视频中显示的就是一个角膜塑形配适过平坦的情况。自然瞬目时,泪液(染色后泪液变为绿色)无法进入到镜片下,镜片黏附角膜,无活动。需要用手指推动镜片,泪液才慢慢进入。这种情况就是要避免的,一定要及时处理。

二维码 3-5-1 视频
配适过平,镜片黏附无活动

摘镜后，可见角膜上有角膜塑形镜的环状压痕（图 3-5-4）。

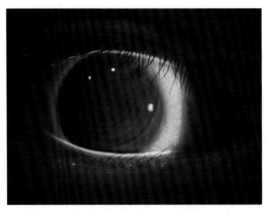

图 3-5-4　环状压痕

这种情况处理的方法就是收紧配适，这样就可以达到图 3-5-3A 中的状态，镜片定位正位，角膜安全正常。二维码 3-5-2 视频是对该案例收紧镜片配适后过夜戴镜的荧光评估图，我们看到镜片在角膜上自由活动，泪液交换良好，角膜完整，不再出现压痕了。

二维码 3-5-2 视频
收紧后镜片活动良好

二、近视度数太高

近视度数过高意味着需要把角膜曲率变得很平坦，这就想要更大的镜片"压力"，角膜上皮也容易脱落、损伤。临床上超过 –5.00D 的角膜塑形很容易发生角膜上皮脱落。所以，对于高度近视塑形来说，考虑角膜安全为第一要素。

我们一般不做超过 500 度的近视塑形。如果是超过 500 度近视的儿童需要近视控制的，可以采用部分角膜塑形，日间残余的近视再戴框架眼镜，这样同样有近视控制作用。（比如，一个 700 度的近视儿童，塑形 450 度，配适良好安全，日间验光还剩下 250 度近视，戴框架眼镜。）

也可以换用其他近视控制方法，比如多焦点接触镜（多焦 RGP、多焦软镜）来控制近视进展。

三、角膜曲率过陡峭、e 值过高

如果角膜曲率过陡峭，或角膜 e 值过高，则镜片对角膜中央会产生集中的局部压力，也容易发生角膜上皮脱落、损伤（具体可参阅本章问题 3）。

四、镜片直径不合适

角膜塑形镜片直径要和角膜直径相匹配，一般要求镜片直径比角膜小1.0mm 左右。这样能保证镜片不会有太大的活动度而又有良好的泪液交换（图 3-5-5A）。

如果镜片直径过小，则镜片在角膜上的活动度就会增加，容易发生镜片偏位（图 3-5-5B），而偏位多了又容易镜片黏附，角膜损伤（见图 3-5-3C）。

如果镜片直径过大，镜片的边缘会与角巩缘接触。角巩缘的曲率比角膜平坦，这样会堵塞镜片边缘的缝隙，堵塞泪液交换间隙（图 3-5-5C）——镜片"卡住了"。这样就很容易镜片黏附，角膜损伤。而且角巩缘外有疏松的结膜组织，一旦触碰到镜片，受到镜片的刺激很容易水肿，进一步堵塞镜片边缘的间隙，加重角膜损伤。

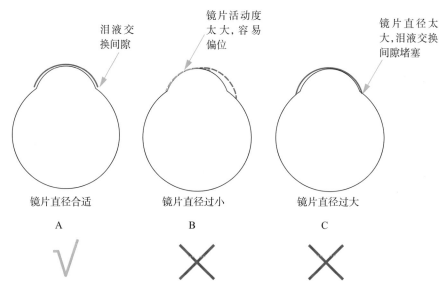

图 3-5-5　角膜塑形镜直径过小镜片容易偏位，直径过大容易黏附角膜、上皮损伤

二维码 3-5-3 视频中的塑形镜的直径相对于角膜过大了，过夜戴镜后来检查发现镜片活动度很少，镜片中央和角膜黏附，泪液不能自由进入到中央的镜

片下方,需要用手指推动镜片才有泪液交换。这样的情况就是不合理的配适。而处理的方法也很简单,减少镜片直径就可以解决。二维码 3-5-4 视频是该案例缩小镜片直径后过夜戴镜的荧光评估情况,可见镜片活动度和泪液交换都很好,镜片无黏附,角膜完好。

二维码 3-5-3 视频
镜片直径过大,镜片黏附

二维码 3-5-4 视频
缩小过大的镜片直径后,
恢复正常

五、戴镜时间过久

自然睡眠状态下,眼睑闭合,泪液分泌相对少,角膜也相对缺氧(闭眼 8 小时,角膜会发生 3.5% 的生理性水肿),如果戴镜时间过久(戴镜超过 10 小时),泪液交换会变差,也会容易镜片黏附,造成角膜上皮损伤。

二维码 3-5-5 视频中的儿童,初次配戴角膜塑形镜居然过夜戴镜达到 14 小时,结果第二天常规复诊发现镜片黏附角膜无活动度。了解情况后,叮嘱以后不要超过 10 小时戴镜,第三天来复诊,镜片活动度良好,角膜完好(二维码 3-5-6 视频)。

戴镜时间短,对于一些高度近视的儿童来说可能会有塑形不足的可能,但角膜是安全的。所以,角膜塑形镜的戴镜时间"怕长不怕短"。

二维码 3-5-5 视频
过夜戴塑形镜 14 小时后
镜片黏附角膜

二维码 3-5-6 视频
控制过夜戴塑形镜时间在
10 小时以内,配适良好

六、其他配戴 OK 镜角膜损伤原因

1. 镜片配适过紧　配适过紧时,镜片边缘间隙太小,泪液交换少或无交换(图 3-5-6B),也会出现镜片黏附、压痕、角膜水肿、损伤。

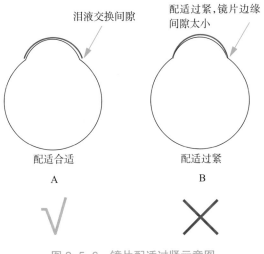

图 3-5-6　镜片配适过紧示意图

2. 护理液过敏或护理液毒性反应　表现为弥漫性的角膜上皮点染（图 3-5-7）。可尝试更换化学护理液系统为双氧水（过氧化氢）护理液系统。

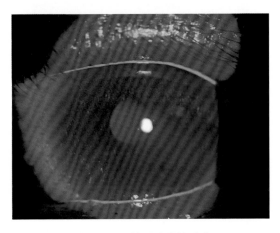

图 3-5-7　护理液毒性反应

3. 倒睫　尤其下眼睑倒睫（图 3-5-8），是儿童常见眼病，发病率高。轻度倒睫不影响角膜塑形验配但会造成下方角膜点染。这种不是镜片配适不当而是倒睫与角膜上皮长期接触摩擦造成的。轻度的倒睫不用处理，如角膜上皮脱落明显可以日间滴用人工泪液，定期复查。如果倒睫严重的，需要手术治疗后再做验配。

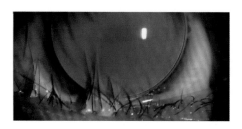

图 3-5-8　倒睫

4. 操作不当　摘戴镜的手法不熟练,操作不当(图 3-5-9),摘戴镜时间过长,反复操作都可能造成角膜损伤。一般戴镜初期要注意,很快家长或儿童自己就可以熟练摘戴镜。可参考我的微信公众号(梅医生的视光工作室,本书封底有二维码)的科普视频学习(图 3-5-10)。

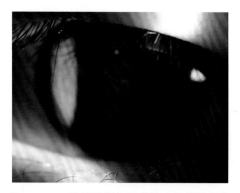

图 3-5-9　摘戴镜操作不当造成的角膜损伤

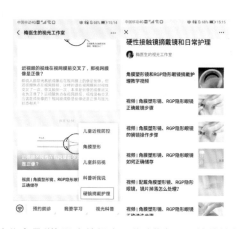

图 3-5-10　微信公众号"梅医生的视光工作室"有 OK 镜的摘戴镜操作科普视频

5. 镜片损坏或沉积物 镜片损坏(图 3-5-11),过度 / 超期使用、镜片护理不当、镜片沉积物(图 3-5-12)也会造成角膜上皮脱落损伤。定期检查镜片,仔细规范清洗护理镜片,更换镜片即可。

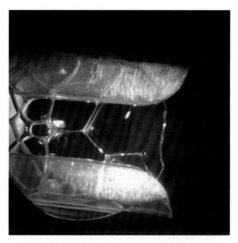

图 3-5-11 镜片崩边

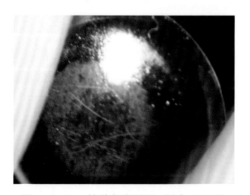

图 3-5-12 镜片超期使用、划痕、沉积物

七. 小结

角膜上皮是角膜组织的保护和屏障,是角膜塑形的"安全守门员"。OK 镜是对角膜上皮塑形,虽然角膜上皮可以反复再生,但角膜上皮损伤就失去了其保护、屏障作用而容易感染。(文献报告儿童过夜戴角膜塑形镜微生物感染的风险是 13.9/10 000。)

引起塑形后角膜上皮损伤的原因很多,最常见的原因是:配适过平坦和近视度数过高。

配戴角膜塑形镜后的第一天复诊非常重要,如果有角膜损伤,常常第一天复诊就可以表现出来,视光医生会及时调整处理以避免加重。

OK镜的近视控制作用很好,但是这是医疗行为,验配专业化程度高,一定要在有资质的医疗机构做验配。

问题 6

角膜塑形偏位一定要处理吗?

随着角膜塑形技术的普及,不仅验配师,连很多家长都学会了看角膜地形图,知道角膜塑形最重要的验配要点就是镜片正位定位,不偏位。我做过一系列的角膜塑形验配问题分析处理的讲座,偏位处理的讲座是最受欢迎,会场爆满的。偏位的确会带来很多问题:镜片容易黏附角膜不活动,容易损伤角膜;日间视力差、视觉质量下降、眩光等。但问题来了:角膜塑形偏位一定要处理吗?偏位后还有近视控制作用吗?

Anken(2019)回顾了30例(男15人,女15人,平均年龄9.3岁±1.51岁)双眼戴角膜塑形镜的儿童,这些儿童都是一眼塑形偏位,另一眼塑形正位至少12个月,且双眼的日间裸眼视力都大于logMAR 0.1(小数视力0.8)。结果发现偏位组的年化眼轴增长0.20mm±0.24mm,比正位组(0.29mm±0.20mm)还少($P < 0.05$),说明偏位的近视控制效果还更好了。其中向颞侧偏位和向其他方向偏位对近视控制的效率无差异。

这项研究用的是自身对照(配戴者的双眼间对照),所以干扰因素比较少(比较可信)。所以如果日间裸眼视力可接受,而且无明显的角膜并发症、眩光、重影时,塑形偏位还能更有效地延缓近视进展。

Chen R(2019)对101位戴角膜塑形镜的儿童的研究也发现,在3个月和24个月时角膜塑形的偏位量分别为0.64mm±0.38mm和0.68mm±0.32mm,两个时间点的测量值间无显著差异($P > 0.05$)(说明偏位是稳定的)。眼轴的增长速率还和偏位量弱负相关($r = -0.190$,$P = 0.027$)了,即偏位越多,眼轴增长越少。

这个研究中的相关性虽然很弱(−0.190),但至少说明偏位没有影响角膜塑形对近视控制的效率。

注:相关系数(r)的值介于−1与+1之间,即−1≤r≤+1。其性质如下:

当r>0时,表示两变量正相关,r<0时,两变量为负相关。

当|r|=1时,表示两变量为完全线性相关,即为函数关系。

当r=0时,表示两变量间无线性相关关系。

当0<|r|<1时,表示两变量存在一定程度的线性相关。且|r|越接近1,两变量间线性关系越密切;|r|越接近于0,表示两变量的线性相关越弱。

一般可按三级划分:|r|<0.4为低度线性相关;0.4≤|r|<0.7为显著性相关;0.7≤|r|<1为高度线性相关。

吴娟(2013)的研究中有重影主诉者的平均偏位量是0.84mm ± 0.51mm,提示偏位并非一定会带来视觉主诉,只有比较大的偏位才容易造成视觉主诉。

为什么角膜塑形偏位后近视控制效率还更好?目前研究者只是观察到这个现象,但这背后的机制、原理还没有确切的答案。

我们猜想:①人眼后极部视网膜离焦量也是鼻颞侧不对称的,是否偏位正好与不对称的视网膜离焦量吻合了?②偏位后,角膜塑形形成的"离焦环"部分更靠近瞳孔区,瞳孔区有更多、量更大的"离焦差异光线"进入眼球内,近视控制效果更好?

小结

偏位是角膜塑形中最常见的问题,中国儿童睑裂小(眼睛小)、眼睑皮肤紧、睑压大,更加容易偏位,而且临床上还时常遇到无论如何调整都无法改善的塑形偏位案例。

但是,如果镜片偏位后配戴者无视力矫正不佳(视力≥0.8)、无视觉质量下降、角膜完好无并发症的,可以继续戴镜。毕竟角膜塑形偏位也有近视控制效果。

偏位对儿童近视控制的影响的研究还不多,目前的研究发现偏位甚至效果还略好于正位。但是我们不建议特意去做一个偏位的塑形效果(很难控制偏位量)以增加近视控制效果的,毕竟偏位的潜在风险比正位更大。

角膜塑形的实际近视控制效果会比看到的更好吗?

近视可防可控但不可治愈。已经有大量的临床研究发现一些特殊设计的光学工具可以对儿童近视进展有控制作用。目前的临床研究中在连续的对受试者的屈光度 / 眼轴的观察中,并未排除儿童眼轴自然增长这一因素,当我们剔除这一因素后发现,近视控制效率可能更高!

一、儿童即使未发生近视,眼轴本身也会自然增长,屈光度也会自然近视化漂移的

人眼眼轴的生理性发育规律是:3 岁前和 3～14 岁的眼轴发育速度不同。出生后 6 个月内,眼轴快速增长,平均每月增长 0.62mm;6～18 月龄眼轴增速减慢,平均为每月增长 0.19mm;18 个月以后,增速更慢,每个月 0.10mm,2 岁左右眼轴一般可以达到 21mm,3 岁左右眼轴一般可以达到 22.8mm。3 岁前平均眼轴长度从 18.0mm 增长到 22.8mm(图 3-7-1)。3 岁后眼轴增长速度大幅降低,到 14 岁时基本达到成人水平,到青春期眼轴不再增长。

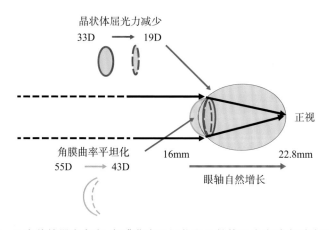

图 3-7-1 3 岁前的屈光发育:角膜曲率平坦化和晶状体屈光力减少对冲眼轴增长

所以,即使未发生近视,眼轴本身也会自然增长的,这个过程中角膜曲率会平坦化发展,同时晶状体屈光度会逐渐减少,这会对冲因为眼轴增长带来的近视(图 3-7-2)。因此,如果不考虑生理性眼轴增长的话,会低估近视控制效果。

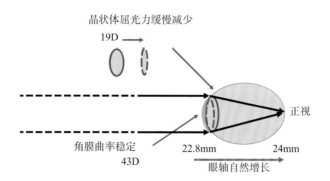

图 3-7-2　3 岁后的屈光发育：角膜曲率稳定，晶状体屈光力逐渐减少对冲眼轴增长

　　眼轴是不断增长的，而屈光度则是眼轴增长和晶状体屈光度下降共同作用的结果，这可能是为什么在很多近视控制的相关临床研究中，眼轴变化与屈光度的变化差异不一致的原因。

　　注：因为角膜塑形后角膜形态变化，屈光度测量受多种因素影响，不容易测量准确，所以，角膜塑形的近视控制研究都以眼轴为近视控制率的评价指标。

　　在近视进展的监测中，眼轴和屈光度的变化都重要。眼轴提供了眼球整体生长、眼球形态结构变化的关键信息（包含生理性的眼轴增长）。屈光度变化提供了对近视进展速度的直接信息，屈光度包含了角膜曲率、晶状体屈光度和眼轴的共同变化结果。

二、考虑生理性眼轴增长对近视控制率的影响

　　一个 8 岁的正视儿童，假设其生理性眼轴增长量为 0.12mm/ 年，眼轴自然从 22.8mm 增长到 22.92mm（屈光度无变化，眼轴增长由晶状体屈光度下降对冲了）。

　　如果这是一个近视的儿童，且未做近视干预的话（对照组），眼轴自然从 22.8mm 增长到 23.3mm。

　　如果是近视且做了某种近视干预（OK 镜）的话（治疗组），眼轴自然从 22.8mm 增长到 23.05mm，虽然眼轴相对对照组是增长变慢，但对正常儿童还是增长快。

如果不考虑生理性眼轴增长,OK镜治疗组眼轴增长的控制率为:(对照组眼轴变化量－治疗组眼轴变化量)/对照组眼轴变化量=(0.50–0.25)/0.50=50%.

如果考虑生理性眼轴增长,OK镜治疗组眼轴增长的控制率为:(对照组眼轴变化量－生理性眼轴增长)–(治疗组眼轴变化量－生理性眼轴增长)/(对照组眼轴变化量－生理性眼轴增长)=[(0.50–0.12)–(0.25–0.12)]/(0.50–0.12)=66%,比未考虑生理性眼轴增长的情况提高了16%(表3-7-1)。

表3-7-1　假设8岁儿童眼轴生理性增长量为0.12mm/年时的眼轴控制率

分组	描述	眼轴/mm			眼轴控制率	
		基线	治疗后	变化量	未考虑生理性眼轴增长时	考虑生理性眼轴增长时
生理性眼轴增长	近视未增长	22.80	22.92	0.12	(对照组眼轴变化量－治疗组眼轴变化量)/对照组眼轴变化量	(对照组眼轴变化量－生理性眼轴增长)–(治疗组眼轴变化量－生理性眼轴增长)/(对照组眼轴变化量－生理性眼轴增长)
对照组	近视自然增长	22.80	23.30	0.50	50%	66%
治疗组	近视干预	22.80	23.05	0.25		

而如果是12岁的儿童,假设眼轴生理性增长量为0.08mm/年,则考虑生理性眼轴增长量后,近视控制率为60%,比未考虑生理性眼轴增长的情况提高了10%(表3-7-2)。

表 3-7-2　假设 12 岁儿童眼轴生理性增长量为 0.08mm/ 年时的眼轴控制率

分组	描述	眼轴 /mm			眼轴控制率	
		基线	治疗后	变化量	未考虑生理性眼轴增长时	考虑生理性眼轴增长时
生理性眼轴增长	近视未增长	22.80	22.88	0.08	（对照组眼轴变化量 – 治疗组眼轴变化量）/ 对照组眼轴变化量	（对照组眼轴变化量 – 生理性眼轴增长）–（治疗组眼轴变化量 – 生理性眼轴增长）/（对照组眼轴变化量 – 生理性眼轴增长）
对照组	近视自然增长	22.80	23.30	0.50	50%	60%
治疗组	近视干预	22.80	23.05	0.25		

随着年龄增加，眼轴自然增长速度会越来越慢。所以，年龄越小，这种影响越大，近视控制效率越容易被低估。

三、考虑生理性屈光度变化对近视控制率的影响

儿童理想的屈光发育变化是：3 岁，+2.50D；4 岁，+2.25D；5 岁，+2.00D；6 岁，+1.50D；7 岁，+1.25D，直至 12～14 岁时，屈光状态发育至接近正视（–0.25～+0.50D）。假设从 3 岁起到 12 岁，每年屈光度的自然发育变化是近视化 –0.25D。

举例说明：一个 8 岁的儿童，假设其屈光度的生理性近视化漂移量是 0.25D/ 年，如果是近视且未做干预（对照组），每年的近视自然进展量为 1.00D；如果是做了某种近视干预（OK 镜）的话（对照组），每年的近视进展量为 –0.50D，近视控制率为：(1.00–0.50)/1.00=50%；如果考虑了生理性屈光度变化时，近视控制率为 [(1.00–0.25)–(0.50–0.25)]/(1.00–0.25)=67%，提高了 17%（表 3-7-3）。

表 3-7-3　假设 8 岁儿童生理性屈光度变化量为 0.25D/ 年时的近视控制率

分组	描述	屈光度变化量 /D	近视控制率			
			未考虑生理性屈光度变化时		考虑生理性屈光度变化时	
生理性屈光度变化	无近视	0.25	（对照组屈光度变化量 - 治疗组屈光度变化量）/ 对照组屈光度变化量	50%	（对照组屈光度变化量 - 生理性屈光度变化量）-（治疗组屈光度变化量 - 生理性屈光度变化量）/（对照组屈光度变化量 - 生理性屈光度变化量）	67%
对照组	近视自然增长	1.00				
治疗组	近视干预	0.50				

如果是一个 14 岁的儿童，生理性屈光发育已基本稳定，是否考虑生理性屈光度变化的影响不大。按本书第一章问题 4 中的近视进展的回归公式计算一个 14 岁儿童戴框架镜的年近视进展量是：进展量 $=-0.014 \times 14^2+0.39 \times 14-3.16=-0.44D$。由于其自然的近视化漂移会很少（接近 0），所以近视控制率会相对变低，为 43%（表 3-7-4）。正常情况下，14 岁后屈光度已经基本稳定，考虑生理性屈光度变化（接近 0）已对近视控制效率无影响了。

表 3-7-4　假设一个 14 岁的儿童屈光发育稳定，近视控制率会相对变低

分组	描述	屈光度变化量 /D	近视控制率			
			未考虑生理性屈光度变化时		考虑生理性屈光度变化时	
生理性屈光度变化	无近视	0.00	（对照组屈光度变化量 - 治疗组屈光度变化量）/ 对照组屈光度变化量	43%	（对照组屈光度变化量 - 生理性屈光度变化量）-（治疗组屈光度变化量 - 生理性屈光度变化量）/（对照组屈光度变化量 - 生理性屈光度变化量）	43%
对照组	近视自然增长	0.44				
治疗组	近视干预	0.25				

用屈光度表达近视控制率也会得到和用眼轴类似的结果。年龄越小，眼

轴、屈光度的生理性变化越大。所以,理论上在同等的眼轴控制量(屈光度控制量)的情况下,年龄越小看到的近视控制效率也会越高;反之,年龄越大看到的近视控制效率会越减低。

小结

1. 儿童眼轴有生理性增长的过程,即使未发生近视,眼轴本身也会自然增长。

2. 当考虑眼轴生理性增长时,各类近视控制手段的效率还会进一步提高。

3. 年龄越小,眼轴、屈光度的生理性变化越大,近视控制被低估得越多。

问题 8

角膜塑形后裸眼 1.0, 近视控制效果就好吗?

一网友咨询:孩子配戴角膜塑形镜近两年了,日间裸眼视力一直保持在1.0 以上。一个月前镜片碎裂,需要重新验配。让停戴塑形镜一个月,再验光时发现其近视度数加深了 100 度。这是什么原因,是否是停戴角膜塑形后的近视反弹? 应该如何处理?

一、视力不是评价近视控制的指标

视力是主观心理物理学检查的结果,受多因素影响。人眼能看清楚目标(即视力好)不仅需要眼球生理结构正常还需要大脑对视觉信息的处理正常。准确地说,眼球只是负责采集图像信息,而"看清楚"是大脑对眼球采集到的信息分析的结果。所以视力是很主观的检查,个体对"清晰"的认识会有很大的差异,客观上同样的视觉信息,有的人会觉得是清晰的,有的人会觉得很模糊。比如,一个长期在农村劳作,没有阅读需求的老人,查视力 0.3,但她会认为自己看到的世界很清晰。而一个射击运动员,查视力 1.0,却会觉得自己看到的世界是模糊的。

所以视力是很主观的,视力有一定的波动性,在儿童近视控制中,我们不把视力作为评价近视控制效果的指标。

眼轴测量是客观检查,而且不受角膜形态的影响(比如偏位),因此我们一般用眼轴作为评价角膜塑形镜近视控制效果的指标。目前已发表的各类角膜

塑形近视控制相关的文章都使用眼轴作为近视控制效果的观察指标。所以，做角膜塑形的儿童应该常规测量眼轴。

二、塑形过度（过矫）时日间的裸眼视力也可以是 1.0

（一）理想情况：塑形后眼的屈光状态应该是轻度远视

配戴者摘下角膜塑形镜以后，被塑形的角膜会自然逐渐地向原始的近视状态"回弹"。假设刚摘镜时眼球的屈光度是 0，裸眼视力 1.0（即平光，正好没有度数），之后角膜会发生缓慢地回弹，可能到晚上时，其屈光度会变为 −0.50D，裸眼视力也下降到 0.6 了。所以，现代塑形镜的设计会考虑到这个因素，塑形时会额外地"过矫"一些（多数角膜塑形镜是设计了 0.50～0.75D 的过矫量），这样摘除塑形镜后即使近视"回弹"也能使得眼球到晚上时裸眼视力清晰，我们把这种"过矫"称为 Jason factor。如果镜片设计的 Jason factor 是 −0.75D，当患者的近视是 −3.00D 的话，做塑形时实际上是用 −3.75D 的"压力"去塑形的。实际情况中，验配师还会根据患者的检查情况（如近视程度、角膜厚度、角膜曲率值、e 值、眼压）等综合考虑，可能还会额外给更多的"塑形压力"（即过矫正）。所以，配戴塑形镜摘镜后的理想屈光状态是轻度远视的。此时患者可以通过自身的调节能力来代偿这点轻度远视（而且随时间推移，远视还会降低），而裸眼视力仍然是 1.0，这是正常的情况。

（二）塑形过度、明显过矫可能反而促进近视进展

但是如果塑形太"过度"了，会造成日间裸眼状态形成一个比较大的远视状态。比如摘镜后验光不是 0，而是 +2.50D。此时患者比较常见的症状是：刚摘镜（上午）会觉得视力差一些，而到了下午和晚上视力会越来越好。这是因为摘镜后随着角膜的"反弹"（近视化），远视会逐渐减少，上午远视 +2.50D，到了晚上就变为 +1.00D 远视了，这样所需要付出的调节力也变少，会觉得视力变好了。这提示，如果配戴者反映摘镜后随时间推移裸眼视力提高，可能是塑形过度了。

这种情况下，不仅裸眼视力不好或不稳定，而且因为形成了明显的远视性离焦反而可能会促进近视进展，这是不正常的。所以，验配塑形镜时，一定要做好戴试戴镜验光（做好 MPMVA，即最正之最佳视力的验光原则），避免过矫正，避免出现这种反而促进近视的情况。

本文网友咨询的案例可能就是这种塑形过度的情况了。

(三)塑形后会增加高阶像差,增加了验光的难度

临床研究表明角膜塑形后高阶像差增加,如果发生镜片偏位则会进一步地增加对塑形后的眼球验光的难度。而且儿童调节力强,要尽量放松调节才能获得准确的结果。所以,很可能出现把塑形后的"远视状态"验为平光的情况(掩盖了问题),如果是这样的话,就很难发现上述问题。

一个好的方法,是戴塑形镜后做"戴镜验光"(或称"片上验光")。塑形镜的前表面设计相对后表面更"平滑",戴塑形镜后相对的像差会减少。在塑形偏位的角膜(图 3-8-1),塑形后的"离焦环"会进入瞳孔区(蓝色箭头所指),在瞳孔区引入大的散光而导致裸眼验光不准确。但是戴塑形镜以后像差会减少的,可以减少验光的误差。同时,对于一些验光困难的,调节很强的儿童还可以在睫状肌麻痹下再做戴镜验光。

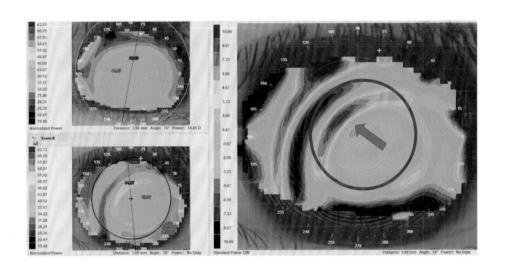

图 3-8-1　塑形偏位时,塑形"离焦环"会进入到瞳孔区(红色圆圈),会引入大量的散光

如果戴镜验光后表现出比较高的远视(比如 +3.00D),则说明塑形严重过矫正了。此时就可能会出现开篇网友咨询的情况:裸眼视力一直 1.0(因为过矫正后,日间形成远视状态,靠调节代偿),但停戴后验光发现近视进展很快的情况。

三、"塑形过矫"与配框架镜的"过矫"不同

对于框架眼镜来说,如果近视过矫正(即给 300 度的近视者配戴 400 度的

近视镜),物像在视网膜上呈现远视性离焦的状态,会促进近视进展。而且患者随时都需要使用调节来代偿过矫造成的远视,还容易出现视疲劳。

但在角膜塑形中,却不一样。塑形镜的目标是摘镜后裸眼屈光度轻度远视。因为角膜组织的特性有很大的个体差异,这就会出现:有的角膜不容易塑形(比如角膜比较"硬",或者 e 值低、角膜曲率平等),300 度的近视眼需要用针对 400 度近视的塑形镜来做,才能正好保持日间屈光度轻度远视;也可能会出现有的角膜比较容易塑形(比如 e 值高),可能 300 度的近视用针对 275 度近视的塑形镜就能达到上述目标了。这些情况需要根据具体检查结果和视光医师的临床经验来做判断。

所以角膜塑形的"降度"与验光的近视度数是会有差异的。这也回答了很多家长询问"为什么孩子近视 200 度,但塑形镜是 250 度的?"之类的问题。

四、停戴塑形后会反弹吗?

网友询问的案例中,停戴塑形一个月,发现近视增加了 100 度,会不会是反弹?

对于近视"反弹",是指停戴塑形后,近视增加的速率反而比戴框架镜更快了,本章第一节已经介绍过角膜塑形的反弹效应。本文网友咨询的问题中,可以认为停戴一个月近视加深 100 度,不是"反弹"造成的,因为"反弹"没有这么快。

五、小结

1.角膜塑形要把握好塑形量,日间形成轻度远视(+0.75D)是比较理想的,如果塑形过度的话,可能不仅不能控制近视进展,还会促进近视进展,那就适得其反了。塑形镜的验配中,验好光仍然十分重要。

戴塑形镜的主要目的是近视控制,而不是日间裸眼视力 1.0!

2.停戴塑形镜后可能会有少量的反弹,但不明显,与塑形镜的近视控制带来的利益相比,这点反弹并无太大影响,而且接着戴塑形镜就可以消除。

3.眼轴是评价近视进展的客观指标,塑形镜验配应该常规查眼轴。本案例中,如果能从初始戴塑形时就做好眼轴测量,并复查时观察眼轴的变化,就可以发现近视还是在快速进展的,而不是因为"裸眼视力一直 1.0"而忽视了。

问题 9

为什么戴了角膜塑形镜以后近视度数没有增加,但眼轴还在增加?

家长询问:孩子近视增长快,已经在戴角膜塑形做近视控制了,一年来医生说近视度数没有增加,但是查眼轴却发现这一年增长了 0.2mm,不是说眼轴增长就会带来近视吗? 是不是真实的近视度数还是增加了?

出生时,人的眼球很小,眼轴仅 16.8mm,随年龄增加身体发育,眼轴逐渐增长,成人后眼轴达到 23.6mm 左右。在眼球的发育过程中,角膜曲率会逐渐变平坦(从出生时的 51.2D 到成人 43.5D),晶状体屈光力也会逐渐减少(从出生时的 28.7D 到成人 18.6D)。而角膜曲率平坦化和晶状体屈光力下降是远视化的过程,正好与眼轴增长带来的近视化过程抵消平衡了(图 3-9-1)。表 3-9-1 中显示的是随年龄增加眼轴、角膜曲率、晶状体屈光度的变化过程。所以即使不近视的正常儿童眼轴也会自然增加。

表 3-9-1　随年龄增加眼轴、角膜曲率、晶状体屈光度的变化过程
(Gordon and Donzis, 1985)

年龄	眼轴 /mm	角膜曲率 /D	晶状体屈光度 /D
孕 30~35 周	15.1±0.9	53.6±2.5	31.9±0.5
孕 35~39 周	16.1±0.6	52.6±1.9	28.4±1.1
孕 39~41 周	16.8±0.6	51.2±1.1	27.7±1.6
0~1 岁	19.2±0.7	45.2±1.3	26.4±0.5
1~2 岁	20.2±0.3	44.9±0.9	25.1±0.5
2~3 岁	21.4±0.1	44.1±0.3	22.5±0.2
3~4 岁	21.8±0.4	43.7±0.5	21.7±0.2
4~5 岁	22.3±0.2	43.2±0.7	20.7±0.5
5~6 岁	22.7±0.9	43.7±0.9	19.4±0.5

续表

年龄	眼轴/mm	角膜曲率/D	晶状体屈光度/D
6~7 岁	22.9±0.4	43.4±0.6	18.6±0.9
7~9 岁	22.6±1.2	44.2±1.6	19.2±0.5
10~15 岁	23.8±0.7	43.5±0.7	18.9±0.3
15~20 岁	23.8±0.5	43.5±1.1	18.6±0.5
20~36 岁	23.6±0.7	43.5±1.2	18.8±0.7

注:表中数据是实际统计学的样本均值,所以眼轴并非是随年龄增加而增加的线性关系。

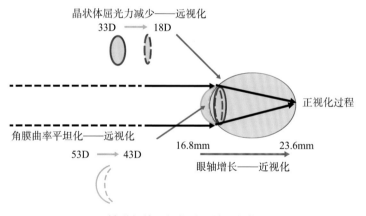

图 3-9-1 眼轴增长的近视化过程被晶状体屈光力减少和
角膜曲率平坦化的远视化过程抵消了

小结

眼轴会自然增长,眼轴在生理性增长的范围内,而且屈光度变化不大或无变化,说明近视控制效果是很好的。

眼轴与近视性黄斑病变和视网膜脱离并发症相关,眼轴越长并发症越多,所以我们不仅仅看近视屈光度的变化,同时还要看眼轴的变化。因为不近视或低度近视的眼轴也会很长,也会容易并发黄斑病变和视网膜脱离。家长应该定期给孩子建立屈光发育档案了解近视屈光度和眼轴变化。

问题 10

为什么孩子近视度数没增加而眼轴还在长?

上一个问题中提到:人眼的正视化屈光发育是由眼轴增长、角膜曲率半坦化和晶状体屈光力下降的共同平衡发展构成的。在婴幼儿屈光发育期,眼轴增长得快(近视化作用),主要由角膜曲率快速平坦化(远视化作用)来代偿;3岁以后,角膜曲率趋于稳定,眼轴增长则主要由晶状体屈光力下降(远视化作用)来代偿。如果眼轴增长得过快,超过了晶状体屈光力下降的代偿作用,则会表现为近视。

屈光度是上述三者综合发展变化的组合结果,近视度数和眼轴是相对独立的指标,二者的变化关系不是线性的。所以会出现近视度数不增加而眼轴还在增加的情况。

那么问题来了:

1. 眼轴和屈光度哪个指标能更好地反映儿童近视的发生发展情况,能更好地做出近视预警?

2. 不同年龄儿童每年的生理性眼轴增长量是多少?

Jos Rozema(2019)在研究中,连续在 3～6 年间追踪了 1 302 名 6～9 岁的新加坡儿童(其中 303 人在研究过程中发生了近视,490 人一直保持正视,509 人从一开始就近视)。在研究结束时,把这些孩子分为了 6 组,分别是:

一直都保持正视的儿童:指屈光度一直在 -0.50～+1.00D 间;

一直都是近视的儿童:指观察期屈光度都≤-0.75D;

8 岁开始近视:指初始检查正视,8 岁时检查屈光度≤-0.75D;

9 岁开始近视:指初始检查正视,9 岁时检查屈光度≤-0.75D;

10 岁开始近视:指初始检查正视,10 岁时检查屈光度≤-0.75D;

11 岁开始近视:指初始检查正视,11 岁时检查屈光度≤-0.75D。

作者在研究中获得了大量的数据,并整理为图表,为方便理解,我们把自己的解读和分析分别写在图表后:

一、不同年龄初发近视儿童的平均屈光度变化(图 3-10-1)

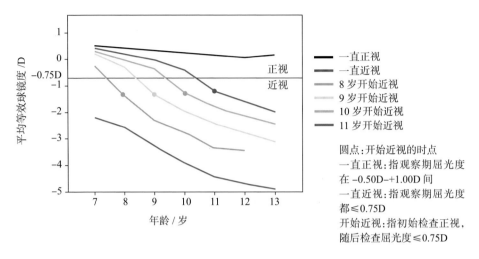

图 3-10-1　不同年龄初发近视儿童的平均屈光度变化情况

解读和分析:

1. 正视者(黑线)的屈光度变化曲线比较平坦、斜率明显小,说明正视者的近视化漂移明显比近视者(彩色线条)小得多,说明一旦发生近视,近视化漂移速度就会明显变快。

2. 一直近视者(红线),初始屈光度 < -2.00D(近视 200 度以上)而且斜率更大,意味着越早发生近视者近视增长速度越快。

3. 越迟发生近视,最终近视程度越低(11 岁初发近视者,13 岁时近视平均在 200 度以内)。

4. 初发近视时的屈光度都在 -1.25 ～ 1.50D 之间,这比近视的诊断标准(< -0.75D)多了至少 50 度近视了,建议儿童都常规做屈光发育档案,可以更早发现近视,更早干预。如果远视储备已经减少,则应该提高复诊频度,这样就可以在 -0.75D(而不是在 -1.50D)就发现近视,所以可以更早发现近视并有效干预。

二、不同年龄初发近视儿童的眼轴变化(图 3-10-2)

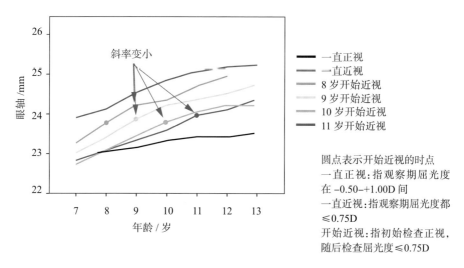

图 3-10-2　不同年龄初发近视儿童的眼轴变化情况

解读和分析:

1. 不论什么年龄发病,发生近视时的平均眼轴长都近似。研究报告是:男,24.08mm ± 0.67mm;女,23.69mm ± 0.69mm。

2. 各彩色线段斜率较黑色线段大,说明近视者的眼轴增长在不同时期都比正视者快,比如:正视者 8 岁时,每年眼轴生长 0.12mm ± 0.24mm,而 10 岁发生近视的儿童,在他们 8 岁时的眼轴每年增长 0.35mm ± 0.29mm,比正视者高很多。

3. 一直正视者的眼轴变化率,可视为生理性的眼轴增长率。

4. 各彩色线段的斜率在发生近视前(圆点前)比发生近视后(圆点后)更陡峭,说明近视前眼轴增长比近视后快。其中,8 岁开始近视的儿童略有不同,这些儿童在 9 岁时眼轴增长速度才开始变慢。

5. 圆点后的各彩色线段斜率都比黑色线段大,说明近视发生以后眼轴增长的速率变慢,但也都比正视者增长得快。

6. 与正视者相比,近视者在发病前几年的眼轴生长速度更快——说明眼轴增长和近视度数增长不是对应的,而是领先的。所以应该更早建立屈光发育档案,才可以观察到近视发生前的眼轴快速增长期。

三、不同年龄初发近视儿童的屈光度（图3-10-3）

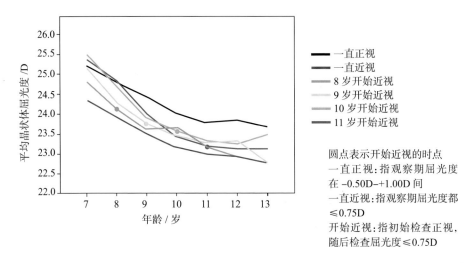

图例：
- 一直正视
- 一直近视
- 8岁开始近视
- 9岁开始近视
- 10岁开始近视
- 11岁开始近视

圆点表示开始近视的时点
一直正视：指观察期屈光度
在 −0.50D~+1.00D 间
一直近视：指观察期屈光度都
≤0.75D
开始近视：指初始检查正视，
随后检查屈光度≤0.75D

图 3-10-3　不同年龄初发近视儿童的屈光度变化情况

解读和分析：

1. 近视者的晶状体屈光度都比正视者下降（平均低 1.00D）。近视发生越早，晶状体屈光度下降也越早。说明晶状体屈光度下降代偿了早期的眼轴增长。

2. 所有的曲线的斜率在 10 岁后开始变小（变平坦），而且年龄越大有变得更平坦的趋势，说明晶状体的代偿能力是有限的，年龄越大，代偿能力越小。

3. 即早期眼轴增长时，晶状体屈光度下降代偿，眼球总屈光度保持正视，但当晶状体的屈光度下降到一定程度无法继续代偿眼轴增长时，近视就表现出来了。这就解释了为什么近视发生前的眼轴还增长得快——这提示遗传和环境因素在眼球近视之前就已经起作用，当孩子的用眼环境不良时（户外活动少、过近距离阅读、连续近距离阅读、光照环境过暗等）时，眼轴在增长，但是因为晶状体屈光度下降代偿了，不表现近视，但这已经埋下了隐患，当代偿到极限时，近视就会突然爆发表现出来。所以，近视干预应该提前在近视发生前。

四、正视儿童的屈光参数变化情况（图 3-10-4）

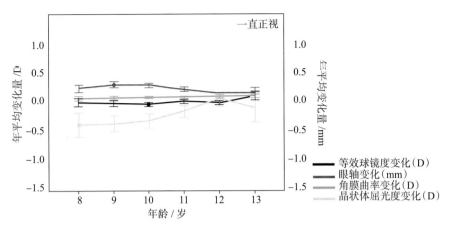

图 3-10-4　一直正视的儿童屈光参数变化情况

解读和分析：

1. 一直保持正视者，眼轴、角膜曲率、晶状体屈光度变化、等效球镜度变化都很少。

2. 晶状体屈光度下降约 0.5D 以代偿眼轴的增长。

五、近视儿童的屈光参数变化情况（图 3-10-5）

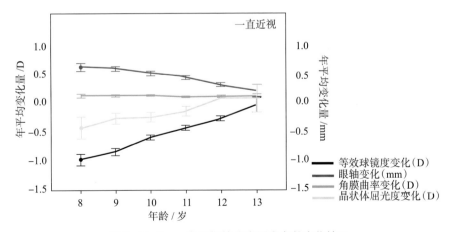

图 3-10-5　一直近视的儿童屈光参数变化情况

解读和分析：

1. 对于一直近视者来说，眼轴变化量是随年龄增加而逐渐降低的（红线，倾斜向下),即年龄越大,眼轴增加越慢。

2. 角膜曲率几乎无变化(橙色线条,在 0 位置的平行线),说明角膜曲率是稳定的(一般 3 岁后就稳定了)。

3. 晶状体屈光度的减少量(黄绿色线段,负值逐渐减少,一条倾斜向上的线段)随年龄增加而减少,到 12 岁后晶状体屈光度不再减少(变为平行线),即 12 岁以后晶状体屈光度趋于稳定,不再能补偿眼轴增长带来的近视,所以 12 岁以后眼轴增长会带来更多的近视。

4. 等效球镜度的变化(黑色线段,倾斜向上)随年龄增加而减少,即年龄越大,近视增加速度越慢。8 岁时,近视每年平均增加 1.00D,13 岁时近视每年平均增加 0.25D。

六、不同年龄初发近视儿童的平均等效球镜度、眼轴、晶状体屈光度变化

1. 平均等效球镜度变化(图 3-10-6)

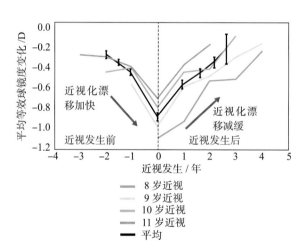

图 3-10-6 不同年龄初发近视儿童的平均等效球镜度变化

解读和分析:

(1)不同年龄发生近视的儿童,都表现为近视发生前快速的近视化漂移(可表现为远视快速减少),而近视发生后近视化漂移速度又减慢。

(2)近视发生时,屈光度的变化达到峰值。

(3)提示能在近视发生前就关注近视变化最好(因为近视发生前度数变化最快)。

2. 平均眼轴变化（图 3-10-7）

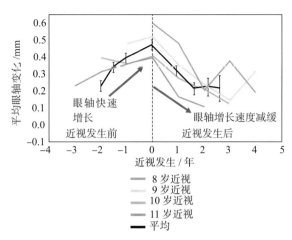

图 3-10-7　不同年龄初发近视儿童的平均眼轴变化

解读和分析：

（1）不同年龄发生近视的儿童，都表现为近视发生前眼轴快速增长，而近视发生后眼轴增长速度又减慢。

（2）近视发生时，眼轴的变化达到峰值。

（3）同样提示能在近视发生前就关注眼轴变化最好（因为近视发生前眼轴变化最快）。

3. 平均晶状体屈光度变化（图 3-10-8）

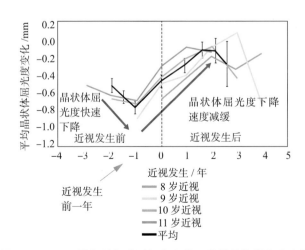

图 3-10-8　不同年龄初发近视儿童的平均晶状体屈光度变化

注:目前还没有直接精确测量晶状体屈光度的生物测量手段,研究中一般用睫状肌麻痹后电脑验光、角膜曲率、前房深度、晶状体厚度和眼轴的测量结果间接计算出晶状体屈光度。不同的公式计算出的结果会略有差异(该研究中用的是 Bennett 的公式)

解读和分析:

(1)不同年龄发生近视的儿童,都表现为近视发生前 1 年晶状体屈光度快速下降(代偿眼轴增长),而近视发生前一年之后,晶状体屈光度下降速度减缓。

(2)近视发生前一年时,晶状体屈光度的变化达到峰值。

(3)同样提示能在近视发生前 1 年就关注到晶状体屈光度变化最好。

小结

1. 仅靠屈光度来评价儿童近视的发生发展是远远不够的,建立屈光发育档案,包括定期采集裸眼视力、矫正视力、睫状肌麻痹后电脑验光、角膜曲率、前房深度、晶状体厚度和眼轴的测量数据,才能全面了解儿童的屈光发育情况。

2. 近视初发期前后的 2 年之中,儿童的屈光发育的各项参数变化最快,需要密切跟踪,建议更密集地做屈光发育建档监测。

3. 眼轴是比屈光度更有效的儿童近视预警评价指标——因为眼轴的快速增长领先于近视发生。

4. 近视儿童的眼轴增长在不同时期都比正视儿童快,比如:正视儿童 8 岁时,每年眼轴生长 0.12mm ± 0.24mm,而 10 岁发生近视的儿童,在他们 8 岁时的眼轴每年增长 0.35mm ± 0.29mm,比正视者高很多。

5. 做近视控制时,应该和相应年龄初发近视的儿童的眼轴增长相对比更科学,而不是和正视儿童的生理性眼轴增长对比——因为二者的"自然"眼轴增长率是不同的,已近视儿童眼轴增长比正视者快很多(见图 3-10-2)。

6. 早期眼轴快速增长会被晶状体屈光度下降代偿(而这种代偿作用是有限的),近视的发展被掩盖了,所以那些"怎么毁眼都不近视"的儿童别得意——"近视不是不报,而是时候未到!"

问题 11

患过敏性结膜炎的儿童能戴角膜塑形镜吗？

"这孩子是过敏体质，能戴角膜塑形镜吗？""孩子有过敏性鼻炎""孩子有过敏性结膜炎""孩子经常眼睛痒，能戴角膜塑形镜吗？"——相信这些话并不陌生。

我自己就是严重的过敏性鼻炎和过敏性结膜炎的患者。每当到春天，确切地说是到 3 月底，鼻塞、鼻涕、畏光流泪等症状就准时到来，严重的时候半夜因为鼻塞、呼吸不畅而"憋醒"，所以作为一个过敏性疾病的患者，对家长的描述感同身受，非常理解患者的痛苦。那患过敏性结膜炎的儿童能戴角膜塑形镜吗？

一、过敏性疾病来势汹汹

近 30 年来，过敏性疾病的患病率至少增加了 3 倍，涉及全世界 22% 的人口。我国过敏性疾病的总体患病率大约在 10%～20% 之间，其中过敏性鼻炎患病率最高。按调查研究，仅 2005 年到 2011 年，我国过敏性鼻炎的患病率就从 11.1% 上升到的 17.6%。预测未来 10 年，中国过敏性疾病的增长速度将继续快速增长。除食物、花粉过敏可能增加外，环境污染会加剧人们呼吸道、结膜的过敏反应。

在万方医学网和 Pubmed 录入关键词"过敏性结膜炎 /allergic conjunctivitis"，可以分别找到 1018 条中文文献和 5034 条英文文献记录，而且文献量近年来迅速增加（图 3-11-1），这是一个全球"泛滥"的眼表疾病。

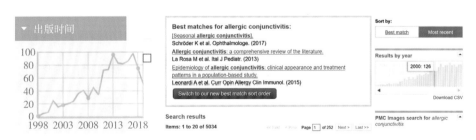

图 3-11-1 医学科技期刊数据库可搜索到大量的过敏性结膜炎研究的文献资料

二、为什么现在过敏患者这么多?

有学者认为过敏性疾病是因为"干净过头"了。我们小时候在地上玩耍,小孩身上经常都是脏兮兮的,长大了还没有过敏的问题,推测幼年时期接触常见的病菌,反而有助于充分"锻炼"人体的免疫系统。相反,如果完全不接触这些病菌(现在的孩子都过着很精致、干净的生活),机体会变为敏感易亢奋的状态,免疫细胞对花粉、芒果等常见物质都会过度反应,容易过敏。最近的研究发现,婴幼儿期滥用过抗生素者更容易发生过敏性疾病。医学研究推测外来食物、过于精致卫生的生活方式可能是过敏暴发的原因。

注:我国诱发过敏的食物清单是:小麦占37%;水果与蔬菜占20%;豆类和花生占7%;坚果等占5%。其中最常见的致敏水果为桃子,最容易致敏的坚果为腰果。花粉是最常见的风媒过敏原,而且引发人的过敏。春、夏、秋三季的花粉种类并不相同,春季主要是树木花粉,夏季是牧草花粉,秋季则是杂草花粉。

我自己的过敏性鼻炎和结膜炎是6年前突然出现的,而之前一直都不会过敏,为什么呢?咨询过很多研究过敏方面的专家却没有明确的回答。免疫系统是非常神奇的,很多过敏的机制都还未知。过敏一旦发生,就不会再离开了。

三、过敏性结膜炎是常见的眼表疾病

过敏性结膜炎是结膜对外界过敏原产生超敏免疫反应所引起的炎症,其以眼部瘙痒为主症,伴充血、流泪、分泌物增多等症,主要体征为眼睑肿胀、结膜充血、乳头增生、滤泡等。过敏性结膜炎常伴过敏性鼻炎。近年来,眼部化妆品的使用和空气污染加重,过敏性结膜炎发病率不断增加。

流行病学研究显示,眼部过敏性疾病的全球发生率为15%~40%。我国地大物博,各地气候、环境差异很大,所以过敏性结膜炎的患病率呈现区域性差异。中部、北部、南部、西南以及中北部的患病率分别是45.1%、8.0%、18.1%、1.06%和18.1%。花粉、真菌孢子、尘螨、药物都是常见的过敏原。

过敏性结膜炎的治疗只有2个原则:①避免接触过敏原;②抗过敏药物(包括肥大细胞稳定剂、抗组胺药、糖皮质激素、免疫抑制剂等)。

四、过敏性结膜炎 / 鼻炎的近视儿童可以戴塑形镜吗?

要认识到过敏性结膜炎是无法治愈的,只能对症治疗,减轻或消除症状。轻度的过敏性结膜炎症状和体征都不明显或不严重,在治疗控制过敏症状的同时可以配戴角膜塑形镜。

严重的过敏性结膜炎则不宜配戴。过敏性结膜炎的严重程度,是否能戴角膜塑形镜需要由医生通过检查来判断。

避免接触过敏原很重要。临床上可以通过吸入物、食入物及血液检验等现代医学手段对日常生活中常见致敏性物质进行筛查,但是常常不尽如人意,近年来气候环境的变化及人们生活方式的改变,致敏原的种类越来越多,而且还在不断变化。很多过敏原并不能通过局限的医学检测发现。此外,过敏原检测价格昂贵,即使发现、明确了过敏原,日常生活中也无法做到完全避免接触。所以,很多时候,过敏原检查可能是"做了也白做"!

五、轻度过敏性结膜炎儿童配戴角膜塑形镜的注意事项

1. 避免接触过敏原　春天、秋天容易过敏的季节减少户外活动,减少花粉、粉尘等过敏原的刺激。

注:这会与近视预防相矛盾,但按现有的研究,户外活动对没有近视的儿童有预防作用,对已经近视的儿童却没有近视控制作用。戴塑形镜的儿童都是已经近视的情况,按研究结论减少户外活动的影响不会太大。

雾霾天减少户外活动,减少接触尘埃的机会。

塑形镜片的护理液系统,不使用化学护理液系统(含有各位防腐剂等可能会致敏的成分),而改用双氧水护理液系统(双氧水护理液中和后就变为水),最大化减少接触过敏原。

2. 抗过敏药　抗过敏药,需要在医生的指导下使用,家长切勿自行购买使用!

(1)抗组胺药,是过敏性结膜炎常用药,临床上常用的富马酸依美斯汀滴眼液。

(2)肥大细胞稳定剂,临床常用色甘酸钠与洛度沙胺。但是这一类药在肥大细胞脱颗粒之前有效,对于已经释放的致敏介质引起的症状无效,所以只有预防作用,对已经发病的过敏性结膜炎无效。需要在预计发病前用药。

(3)双效抗过敏药物,就是抗组胺药与肥大细胞稳定剂复合药物。临床常用盐酸奥洛他定与氮卓斯汀。

如果病情重,或者上述药物疗效不理想,还需要结合使用以下药物:

(4)糖皮质激素药物,具有强效的抗炎及抗过敏作用。临床常用氟米龙、妥布霉素地塞米松滴眼液等,但是长期应用容易诱发高眼压、白内障、并发感

染等不良反应。

（5）非甾体抗炎药，临床常用的有双氯芬酸钠、普拉洛芬等。这类抗炎药物无眼压升高的风险，但有一定的眼部刺激症状，长期使用有角膜糜烂的风险。

（6）免疫抑制剂，通过抑制机体的免疫应答机制，降低机体对外界致敏原的敏感性，达到减轻过敏所致的炎症反应。主要有他克莫司和环孢素 A，副作用大，不作为临床治疗过敏性结膜炎的常用药物。

小结

过敏性结膜炎高发，而且无法治愈。如患病又需要戴角膜塑形镜的儿童，需要做相关的详细检查，轻度的过敏性结膜炎可以在医生的指导下验配角膜塑形镜。

治疗方法主要包括：避免接触过敏原、使用抗过敏药。

问题 12

塑形后眼轴会变短吗？

很多人发现戴角膜塑形一段时间后，发现眼轴变短了，那就意味着近视度数回退了？

一、确实观察到有眼轴缩短的现象

的确有不少同仁都观察到戴角膜塑形后会出现测量眼轴变短的现象。此外类似的情况在使用 1% 的阿托品滴眼液后也会出现：在 ATOM1 的研究中在使用 1% 的阿托品后眼球屈光状态会发生短期的远视化漂移。

那是否说明眼轴也可以缩短，而近视度数也可以减少呢？

二、光学生物测量眼轴的定义

目前我们测量眼轴用的工具大多都是用光学生物测量设备进行的（比如 IOL Master），这一类生物测量设备测量的眼轴计量方式是角膜上皮到视网膜色素上皮层（光在色素上皮层反射被设备捕捉记录下来）的距离。

视网膜色素上皮层位于视网膜的底层,在脉络膜之上。脉络膜的厚度大概 $200 \sim 300 \mu m$,即 $0.2 \sim 0.3mm$,当脉络膜的厚度发生变化,这个量级的变化就有可能会影响到测量出来的眼轴长度。如果脉络膜变厚,会推着色素上皮层的界面向前方移动,眼轴就有可能"缩短"。如果把眼轴定义为从角膜上皮到巩膜的距离,那就不会发生这种变化。

三、在使用 1% 阿托品和角膜塑形后脉络膜会出现短期变厚而造成眼轴"缩短"

Zhang Z(2016)发现儿童使用 1% 阿托品 1 周后,在各子午线方向脉络膜厚度都明显增加。Li ZY(2017)发现戴角膜塑形镜 6 个月后黄斑下脉络膜明显增厚,而且主要是由脉络膜大血管层增厚造成。

所以,戴角膜塑形镜后短期脉络膜厚度会增加,因为光学生物测量的眼轴长度不包括脉络膜,因此,脉络膜厚度增加可能会造成眼轴缩短。这在角膜上皮到巩膜距离没有改变,而脉络膜明显增厚的案例中会更明显,表现出眼轴"缩短"的现象。

四、测量误差也会造成眼轴缩短

1. 眼轴测量的单位是 mm,而且测量到小数点后两位,即精确到 0.01mm。但不同测量设备会有一定的测量误差。所以我们测量时,一般要做多次测量取平均值作为测量结果以减少误差。

2. 设备需要定期校检、校准,测量时最好在同一台设备上按规范操作流程进行以提高测量的重复性。

3. 测量时患者的配合度、注视方向、甚至泪膜的变化都有可能影响测量结果。比如注视不良时,就不是测量到中心凹的位置(视轴),那结果就有可能不同。

五、小结

临床观察到的眼轴缩短多数是由于塑形后短期出现脉络膜变厚造成的,并不是眼轴真缩短了。

问题 13

为什么给孩子测眼轴是上午长下午短的?

给儿童准确验光和测量眼轴是家长很关心的,孩子近视度数有没有增长,都是通过验光和眼轴测量来反映的。尤其是做了角膜塑形的儿童,家长每次复诊都非常关心眼轴是否增长了。但眼轴其实是有日间波动规律的,什么时间去测量眼轴,决定了眼轴是偏长还是偏短的。

已有大量研究发现,人眼的眼轴在一天中是会变化的,而且这个变化幅度可达到 $25\sim45\mu m$($0.025\sim0.045mm$)。人眼的眼轴都是白天长而夜间会缩短。比如(Ranjay,2011)的研究中,每天中午 12 点时的眼轴最长,而 21 点的眼轴最短。

这是因为:眼轴的变化主要是由于眼球后段,尤其是脉络膜厚度的变化引起的。脉络膜的厚度一天中有很显著的生物节律变化,其变化规律与眼轴正好相反,上午 12 点其厚度最薄而晚上 9 点最厚,变化量平均可以达到 0.038mm(变化幅度 5.69%)。而且脉络膜最厚和眼轴最短(反之,脉络膜最薄和眼轴最长)的时间正好是对应的。

而我们给儿童测量眼轴是使用非接触式的生物测量设备来进行的(一般称为"光学 A 超"),这种设备测量的眼轴是从角膜到视网膜色素上皮层(RPE)的距离,也就是说,在色素上皮层后的脉络膜厚度会影响眼轴的测量结果。当脉络膜增厚时,会把色素上皮层向前推移,此时测量的眼轴就会偏短;反之,当脉络膜变薄时,会把色素上皮层向后拉,此时测量的眼轴就会偏长(图 3-13-1)。

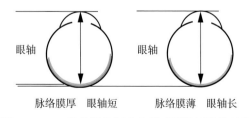

眼轴　脉络膜厚　眼轴短　　眼轴　脉络膜薄　眼轴长

图 3-13-1　脉络膜的厚度会影响眼轴测量的结果

注:

1.其他物种也有类似的规律,比如鸟类和狨猴,它们的脉络膜也是晚上厚而早上薄。

2. 眼轴的这些变化会带来屈光度大约 0.10D 的变化，但因为人眼随瞳孔直径的变化，还有 0.28～0.43D 的焦深的变化，所以这并不会影响验光结果。

小结

人眼的眼轴有生物波动节律，白天会变长而夜间会缩短。测量眼轴的时间可以纳入眼轴增长的考量因素。

问题 14

怎么看角膜塑形镜质量是否合格？

患者来取硬性角膜接触镜（包括 OK 镜和 RGP）时我们要做戴镜评估，确认镜片的配适参数是准确合适的。镜片是否合适涉及：①视光师给的处方参数是否正确合理；②生产商生产的镜片参数是否符合国家标准。

硬性角膜接触镜都是定制的，验光师下订单后，生产商根据提供的参数生产镜片。硬性接触镜在制作过程中需要经过机床打磨，其实是不能做到零误差的，在国标要求的误差范围内的镜片都是合格镜片。镜片出厂时会做质检以确认所定镜片符合参数标准，即使有误差也应该在国家标准范围内；参数超出国家质检允差的镜片属于不合格品，不会出厂。

如表 3-14-1、表 3-14-2 所示，是我国的硬性接触镜的生产允差标准（中华人民共和国医药行业标准，YY0477—2004 角膜塑形用硬性透气接触镜）。

表 3-14-1　几何参数范围值和允许误差

序号	参数项目	推荐范围值 /mm	允差值 /mm
1	总直径	9.6～11.6	±0.10
2	光学区直径	5.5～7.0	±0.20
3	反转弧宽度	0.4～1.0	±0.10
4	配适弧宽度	0.4～1.0	±0.10
5	基弧半径	7.50～9.93	±0.05
6	反转弧半径	比基弧弯	±0.03

续表

序号	参数项目	推荐范围值 /mm	允差值 /mm
7	适配弧半径	小于基弧，大于反转弧	±0.20
8	中心厚度	——	±0.02

表 3-14-2　角膜塑形镜的光学参数和允差

序号	参数项目	范围值和单位	允差值
1	后顶焦度	0.00D 至 −5.00D −5.00D 至 −10.00D	±0.12D ±0.18D
2	棱镜度	$0.00^{\triangle}$ 至 $6.00^{\triangle}$	$±0.25^{\triangle}$
3	柱镜度	0.00D 至 −2.00D −2.00D 至 −4.00D	±0.25D ±0.37D
4	柱镜轴	0° 至 180°	±5°
5	可见光谱平均透过率	不着色大于或等于88%,着色大于70%	—

注:D 为屈光度;$\triangle$为棱镜度。

但偶有出现镜片参数还在允差范围,临床观察却又配适不良或异常的情况:

我们遇到过,检查试戴都顺利,但到片后取镜,戴镜后患者主诉右眼视物感觉良好,左眼眩光明显。尝试对调后戴镜,左眼改善,但右眼出现眩光情况。戴镜相关检查无特殊(片上验光及荧光评估)。把镜片送回质检,质检报告:左片质检不合格,需要重新订做。待左眼新片取镜,眩光消除,视物良好。

我们遇到戴 RGP 的患者诉戴镜清晰度不够好,戴镜验光 −0.25D,视力 1.0 的情况。用焦度计检查,发现定制 RGP 光度比标签参数低 0.25D。

我们遇到过,定制镜片戴镜舒适度差,异物感强,但戴同参数的试戴片却正常的情况。

……

这些情况都可能是定制镜片的质量有问题,所以新到的硬性接触镜,也是需要做参数核对（避免人为错误，比如写错参数）和质检（避免生产错误）的。那么问题来了，如何对硬性接触镜进行质检呢？

一、确认外包装

首先确认镜片外包装有无破损。每一片镜片都会标定镜片的患者姓名、生产日期、保质期、镜片参数（包含基弧、光度、直径等）等信息（图3-14-1），要与病历资料和原始订单参数核对是否一致。

注意，镜片的包装非常重要，包装上记录着可追溯的镜片参数和编码，无论患者还是医院验配方都要好好保留。

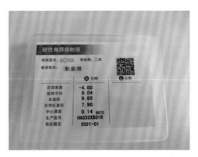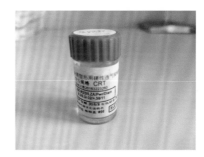

图 3-14-1　镜片包装参数信息

二、确认镜片的物理性质是否与参数一致

1. 颜色　常规镜片都会有一定的颜色以作区分（避免戴错眼），比如淡蓝色、淡绿色。有些品牌的镜片双眼会有颜色区别，如右边绿色、左边蓝色，右边无色、左边蓝色，右边蓝色、左边紫色等等。可直接肉眼分辨（图3-14-2），确认眼别颜色是否与包装参数一致。

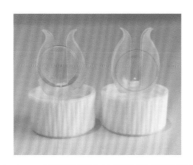

图 3-14-2　一般双眼镜片的颜色略有不同以作区分

2.清洁度　新出厂的镜片表面一般会附有一层保护膜(保护镜片),可在裂隙灯下观察镜片上是否有明显污浊物。如果需要的话,当场清洗镜片,确认是否可以除去。有些品牌的镜片保护层是水溶性的,可以直接拿水冲洗掉,有一些是非水溶性的,需要用护理液镜泡4个小时以上并揉搓后才可以完全清除。在裂隙灯下观察确认(图3-14-3)。

3.划痕　镜片有深度划痕会影响配戴效果,以及导致后期容易碎片,所以收到新镜片后一定要质检是否有划痕(图3-14-4),在裂隙灯下仔细观察确认。

注意仅用肉眼观察无法发现细小的划痕。

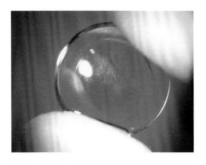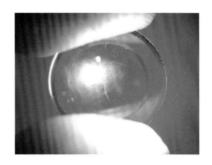

图 3-14-3　观察镜片表面物理特性　　　　图 3-14-4　观察镜片有无划痕

4.破损缺口　确认镜片是否在生产或运输过程中受力不均产生豁口、崩边或碎裂,可在裂隙灯下观察,尤其注意观察镜片边缘的情况(图3-14-5)。

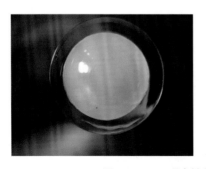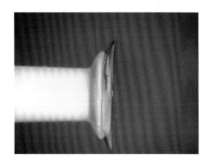

图 3-14-5　观察镜片边缘有无裂口、崩边

5.激光刻印　一般厂家会把镜片相关参数或代码刻印在镜片表面(图3-14-6),可以通过裂隙灯下观察确认。

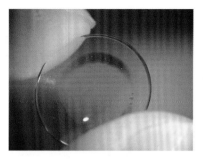

图 3-14-6 观察镜片激光刻印编码

6. 镜片光度 镜片光度可以使用焦度计进行测量（图 3-14-7），注意测量时要确认镜片是干燥的，如果有水会影响测量结果，同时使用接触镜专用镜托。

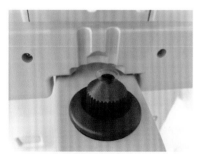

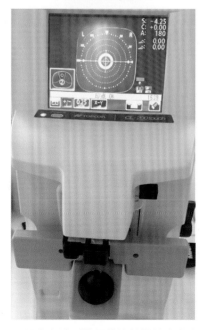

图 3-14-7 用焦度计测量硬性接触镜的中央光学区光度

7. 镜片直径　可借助显微镜刻度尺进行测量,或在裂隙灯下用手动标尺测量(图 3-14-8)。

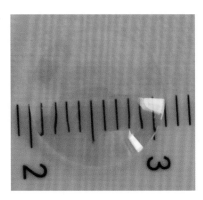

图 3-14-8　测量镜片直径

8. 基弧　如果有需要,还可以借助特殊仪器进行镜片基弧测定。图 3-14-9 中是我们用干眼分析仪上带的接触镜基弧测量模块做基弧测量。

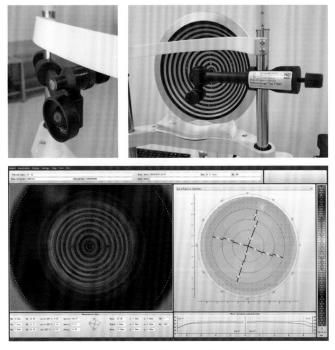

图 3-14-9　用接触镜基弧测量模块做基弧测量

小结

硬性接触镜在分发给患者前还需要再做检查和核对的。通过完善的质检，可以更加放心地为患者进行戴镜检查评估，减少不必要的纠纷。

问题 15

为什么洗手对于降低角膜塑形镜风险这么重要？

外科医生术前要洗手消毒，这个常识即使不学医的人都知道。但 200 年前，医生们并不知道微生物的存在，做手术前是根本不洗手的。当时妇产科产妇的死亡率高达 20%～30%！ 一位叫伊格纳兹·塞麦尔维斯的妇产科医生认为，医生没洗手可能是造成高死亡率的原因。于是他要求医生术前都洗手消毒，同时医疗器械、绷带等都严格消毒。就这样一个简单的洗手流程，让产妇的病死率从 18.27% 降低到了 0.19%。

可见洗手对于预防感染有多重要！

微生物无处不在，勤洗手是良好的卫生习惯。对于配戴角膜塑形镜（或其他接触镜）的儿童也一样，洗手是预防眼部感染的"第一道防线"。然而真实的情况却是：只有 5% 的人能正确地洗手。在一项对 3749 人的调查中发现，绝大多数人不爱洗手。在接触镜的配戴者中，有 50% 并不重视洗手，或洗手太"随便"，达不到接触镜配戴的洗手要求。

正确的洗手（图 3-15-1），是接触镜配戴者最应该重视的，手部卫生直接影响配戴者微生物感染性角膜炎的发生率（Fonn and Jones，2008）。最近一个对 963 位配戴日抛型接触镜者的调查显示，吸烟、手部不卫生是造成微生物感染性角膜炎的主要原因（Stapleton，2017）。

英国棘阿米巴感染性角膜炎的发生率在 2010—2018 年比 2004—2009 年增加了 3 倍，主要的原因也是因为配戴者不爱洗手（Carnt，2018）！ 养成良好的洗手习惯是避免棘阿米巴感染性角膜炎的有效保护性因素（Taher，2018）。不洗手还会污染接触镜盒（Wu et al，2015）而增加角膜感染的风险。

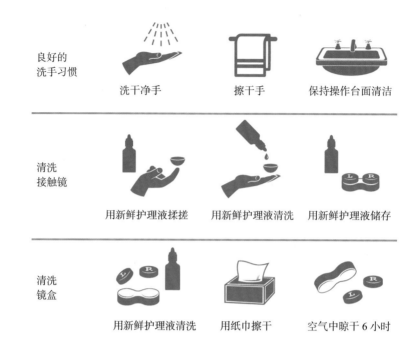

良好的洗手习惯	洗干净手	擦干手	保持操作台面清洁
清洗接触镜	用新鲜护理液揉搓	用新鲜护理液清洗	用新鲜护理液储存
清洗镜盒	用新鲜护理液清洗	用纸巾擦干	空气中晾干6小时

图 3-15-1　接触镜配戴者的正确洗手、清洁、护理流程

按英国疾病预防与控制中心的建议,在配戴接触镜前正确洗手并吹干/擦干能有效避免微生物感染(https://www.cdc.gov/handwashing/)。正确洗手的步骤是:

1. 用流动的水冲洗手部,并涂抹肥皂。

2. 用肥皂搓洗,注意搓洗手背、手指间和指甲。

3. 洗手至少20秒。

4. 用流水充分冲洗干净。

5. 用干净的毛巾擦干或用烘手机吹干手。

关爱眼健康,从勤洗手做起。

问题 16

清洗角膜塑形镜,可以不揉搓镜片吗?

有家长询问:孩子在配戴角膜塑形镜,是否每次清洗护理都一定要揉搓镜片? 很麻烦的,能不揉搓?

这位家长说:第一揉搓的力度不好把握,就怕把这么贵的镜片洗碎了或者刮花了;第二,揉搓很麻烦,还要修剪指甲,很费时费事。

听说现在有双氧水护理液(hydrogen peroxide ,HP),镜片浸泡在双氧水中,在双氧水中和的过程中会释放出大量的气泡,这些气泡就可以起到冲刷镜片的作用,与用手指揉搓类似,商家称可以不揉搓。孩子的同学也在戴塑形镜,就是用双氧水,医生说可以不揉搓的。

此外还听说有一种护理液,是以聚维酮碘(povidone-iodine,PI)为消毒杀菌基础的接触镜护理液,含有阴离子表面活性剂,据说其中的蛋白水解酶和表面活性剂可以有效去除附着在硬性接触镜上的蛋白质和脂质沉积物,也可以不用揉搓?

注:聚维酮碘(povidone-iodine)是高分子聚乙烯吡咯烷酮与碘的络合物,是一种广谱的高效杀菌剂。它对细菌、真菌、原虫和病毒均有一定的杀灭作用。

看来这位家长是做了不少功课,但这种专业问题靠上网查找答案恐怕是不行的。我国互联网上的信息虽然很多,但是内容杂乱无章,质量参差不齐,正确、科学的知识不多(尤其中文的信息常常"靠不住")。最近正好读了一篇才发表的研究,能回答这个问题,结论是:一定要揉搓!

Cho(2019)的研究中,对 64 片未使用过的角膜塑形镜片,人为用睫毛膏和护手霜污染镜片,分别模拟顽固性污物沉淀物(睫毛膏)和油脂(护手霜)沉淀物。用双氧水护理液(HP)和聚维酮碘(PI)护理液护理清洁镜片,揉搓或不揉搓,之后观察不同处理方法的清洁结果。沉淀物的分级标准按沉淀物在镜片上的分布范围(覆盖度)分为 0～4 级:0 级(≤20%)、1 级(21%～40%)、2 级(41%～60%)、3 级(61%～80%)、4 级(>80%)。0 级最干净,4 级沉淀物最多。

注:用睫毛膏和护手霜模拟接触镜的污染沉淀物其实是一种常用的方法,在软性和硬性接触镜的相关研究中都使用过。

结果发现凡是揉搓的镜片,无论是聚维酮碘护理液组还是双氧水护理液,沉淀物评级都低(0～1 级);而不揉搓的组,沉淀物评级都高。说明如果不揉搓,这些沉淀物是清洗不干净的。

揉搓可以有效防止镜片沉淀物,沉积会使镜片上出现生物膜(图 3-16-1),而生物膜会刺激角膜并导致并发症。戴角膜塑形镜的儿童多是过夜戴镜,而夜戴睡眠时是不瞬目的,镜片活动少更容易形成生物膜,而且塑形镜的镜片设计存在"凹进去"的反转弧区,如果不揉搓,沉积物很容易聚集在反转弧凹进去的区域。

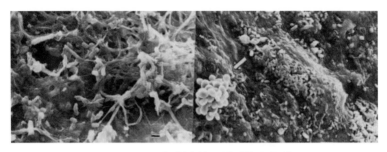

图 3-16-1　扫描电镜下看到的生物膜

其实美国食品药品监督管理局(U.S. FDA)曾批准过免揉搓的软镜护理液,但后来有两种免揉搓的多功能护理液导致了角膜感染的案例,2009 年美国 FDA 就更新了接触镜的护理建议为"隐形眼镜配戴者都应该揉搓和冲洗镜片,以增加清洁和消毒的效果。"

小结

无论是用什么样的护理液系统,都需要揉搓镜片才能达到充分的清洁效果,为了孩子的眼睛,这点懒可偷不得的!

另外,还有家长询问,市场上还有一种带震动功能的清洁盒子,镜片浸泡在护理液中,在"震动"的作用下可以达到面揉搓的效果,是否可以?

目前还未看到这类产品的权威研究报告,我们想还是别省揉搓这 1 分钟的时间了,为了孩子的健康,也为了医生安心,大家还是老老实实地揉搓镜片吧,习惯就好,不费事。

问题 17

用扁平镜盒还是圆柱镜盒浸泡角膜塑形镜好?

有家长询问,有两种浸泡塑形镜的盒子,一种就是一般软性隐形眼镜用的扁平镜盒,一种是圆柱镜盒(图 3-17-1),用哪种好?

医生推荐用圆柱形的镜盒,但使用后觉得不如扁平镜盒方便:①圆柱镜盒有镜片夹,需要把镜片塞到镜片夹上,操作步骤更多(扁平镜盒直接放镜片即可);②圆柱镜盒开口小,不容易灌护理液,而且护理液用量大,比较费护理液,经济成本高。

家长问:孩子同学也在戴塑形镜,但使用的是扁平的镜盒,我的孩子是否也可以用扁平镜盒?

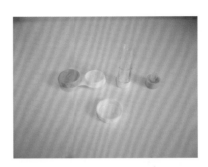

图 3-17-1　扁平镜盒和圆柱形镜盒

还正好有研究能回答这个问题呢:

Boost(2012)对 24 名配戴角膜塑形镜儿童的镜盒做了检测。每个儿童都给了一个圆柱镜盒和一个扁平镜盒,每个镜盒的一边都密封起来不使用,要求配戴者一眼镜片放扁平镜盒,一眼镜片放圆柱镜盒;都使用同样的多功能护理液。指定两种方法清洁镜盒:一种是用自来水(tap water)清洗镜盒后风干备用(n=14);一种是用多功能护理液(MPS)冲洗镜盒后注满护理液备用(n=10)。1 个月后,对这些镜盒的镜盒盖螺旋口、内表面、圆柱镜盒的镜片夹子采样培养微生物。

结果发现,两种清洗镜盒的方法对微生物检出的结果无差异。但圆柱镜盒潜在致病微生物检出的比例明显比扁平镜盒少(表 3-17-1)——圆柱镜盒更安全!

表 3-17-1　不同镜盒微生物检出率

取样点	微生物检出率			潜在致病微生物检出率		
	扁平镜盒	圆柱镜盒	P	扁平镜盒	圆柱镜盒	P
镜片夹	—	21%	—	—	17%	—
镜盒内表面	54%	21%	0.041	38%	21%	0.003
盒盖螺旋口	67%	63%	0.021	38%	25%	0.001

注:微生物检出率包含正常菌群和潜在致病菌的检出率;P 值小于 0.05 说明有显著性差异

圆柱镜盒内表面的微生物检出率比较低,这与圆柱镜盒开口小,手指无法接触到镜盒内表面有关。所以,镜盒的微生物主要还是手指带来的,摘戴镜前洗手仍然是非常重要的步骤,详见本章问题15:为什么洗手对于降低角膜塑形镜风险这么重要?

此外,圆柱镜盒还有一个好处,我们可以隔着透明的镜盒在裂隙灯下检查镜片的完整性(有无崩边)、表面是否有划痕、是否有蛋白沉淀物残留等,而不用取出镜片,非常方便(图 3-17-2)。

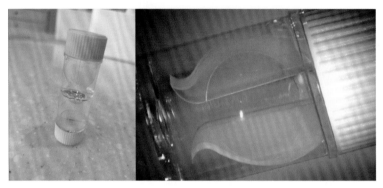

图 3-17-2　圆柱镜片方便隔着镜盒检查镜片

一般来说,每 3 个月应该更换一个镜盒;而且购买多功能护理液时,生产商都会额外送一个镜盒的。

小结

1. 建议孩子戴角膜塑形的家长们使用圆柱镜盒浸泡镜片,而且定期(每 3 个月)更换,勿超期使用。至于圆柱镜盒需要更多的护理液浸泡,更费护理液,我觉得差别不大,这点"小钱"就不要省了。

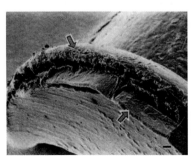

图 3-17-3　镜盒上的生物膜

2. 镜盒的消毒同样很重要,如镜盒内有过多的微生物残留就很容易形成生物膜(图 3-17-3),而生物膜会大幅度降低杀菌剂的效率,残留的微生物就容易造成眼部感染。

3. 该研究中使用自来水和护理液清洗镜盒无差异,但我们强烈要求中国家长用护理液清洗,因为我国的自来水(tap water)可达不到发达国家的标准。

问题 18

戴角膜塑形镜前需要冲洗镜片吗?

有家长询问:孩子的同学戴塑形镜都是直接把浸泡在多功能护理液中的镜片从镜盒中拿出来就直接戴的,而我的医生交代镜片取出后需要用清水冲洗干净再戴。毕竟冲洗比较麻烦费事,而且用什么样的水冲洗也是一个问题,有用放凉的开水的(简称凉白开),有用生理盐水的,有用专门的冲洗液的,成本也高,费时费力还费钱,能否不冲洗? 网上查到有说护理液可以直接入眼的,是吗?

隐形眼镜配戴者使用的护理液,很重要的一个作用就是杀灭微生物,避免眼部感染。所以护理液的配方包含各类不同的杀菌、抑菌剂,即我们俗称的防腐剂。

软性隐形眼镜是含水的,在用多功能护理液浸泡镜片的过程中,会把护理液也吸收到镜片中,而戴镜时这些化学成分又慢慢释放出来,所以为了减少防腐剂对眼部的毒性作用,软镜护理液的防腐剂浓度是比较低的。

但是,硬性接触镜,包括 RGP 和角膜塑形镜,是不含水、不会吸收水、不会吸收护理液的,不会出现上述软镜中的情况,所以硬性接触镜的护理液的防腐剂浓度会比软镜的高得多。传统硬镜多功能护理液中防腐剂浓度是软镜护理液的 5 倍。

戴硬镜时,如果不冲洗干净残余的护理液,就可能对眼表造成损伤。对于日戴的 RGP 来说,如果镜片从护理液中取出直接戴入眼,则残余的护理液会被泪液稀释,在瞬目、泪液交换的作用下很快就会从泪道排除。但是角膜塑形镜镜片直径比较大,泪液交换本来就少,而且是戴镜过夜的,闭眼睡眠时没有瞬目,泪液交换更是大幅减少了,这会造成这些残留护理液的长时间存留在眼表不容易排除而造成眼表损伤。

眼科制剂中常常含有防腐剂,常见的防腐剂如表 3-18-1 所示。

表 3-18-1　眼科制剂常用的防腐剂

化学分类	防腐剂	常用浓度
季铵盐类	苯扎氯铵 (BAK)	$0.004\% \sim 0.01\%$
	苯扎溴铵	0.01%
	十六烷基三甲基溴化铵	0.01%
	聚季铵盐 (polyquad)	0.001%
有机汞	硫柳汞	0.004%
	苯基硝酸汞	0.001%
	氧化汞	—
其他	氯丁醇	0.5%
	EDTA	0.001%

硬镜护理液中的防腐剂常常包括硫柳汞、氯己定和苯扎氯铵,现在新一代的多功能护理液配方主要是含有聚六亚甲基双胍(polyhexamethylene biguanide,PHMB)作为防腐剂。问题来了,这些防腐剂对角膜上皮细胞有毒性作用吗? 日常使用的硬镜多功能护理液能直接入眼吗?

Choy(2013)用细胞学的方法测定了 3 种硬性接触镜多功能护理液(MPS)对人眼角膜上皮细胞的细胞毒性作用,发现护理液中的化学成分会影响上皮细胞活性。

3 种硬性接触镜多功能护理液分别是:

MPS-A:含有氯己定(0.003%)、PHMB(0.0005%);

MPS-B:含有 PHMB(0.0005%);

MPS-C:含有 PHMB(0.0001%);

用杜比可磷酸缓冲盐水(Dulbecco's phosphate buffered saline)作为对照组。

结果发现:MPS-A,含有氯己定,增加了对角膜上皮细胞的毒性作用。而其他两种仅含有 PHMB 作为防腐剂的护理液,虽然不会引起急性细胞毒性,但暴露于稀释溶液后也会影响细胞活性。

所以,建议戴角膜塑形镜前,还是需要充分冲洗掉镜片上残余的护理液后再戴镜。

至于用什么样的水冲洗,目前大家主要有三种冲洗用水:

1. 烧开后自然放凉的 8 小时以内使用的开水,简称凉白开。

2. 开封后 24 小时内使用的医用生理盐水(安全期、无菌期是 4 小时)。

3. 专用的硬性接触镜冲洗液。

早些年大家都用凉白开冲洗,但凉白开在冷却的过程和使用的容器都容易污染;而医用生理盐水不容易购买,而且都是 250ml 的大包装。所以优先推荐用专用的硬性接触镜冲洗液(但价格相对贵)。

小结

硬镜多功能护理液比软镜的对微生物有更好的杀灭效果,但因为其防腐剂浓度高很多,不宜直接入眼。

考虑到戴角膜塑形镜的儿童都是需要长期戴镜、长期使用护理液的(用几年的),要避免微损伤的累积作用,不论用什么护理液(都含有防腐剂),戴镜前还是一定要充分冲洗镜片。

第四章

儿童屈光不正相关眼病问题

问题 1

为什么近视防控和防盲治盲有关?

我曾读到一份荷兰鹿特丹伊拉斯姆斯大学(Department of Ophthalmology, Erasmus Medical Center, Rotterdam, The Netherlands)的二期大数据研究报告(分别是 6 597 名和 2 579 名 55 岁以上患者;Verhoeven, 2015)。参与者接受了全面的眼科检查,包括最佳矫正视力、客观验光、眼底照相、视野和黄斑 / 视盘相干光断层成像(OCT)。研究者统计了各类屈光不正和低视力 / 盲的累积风险和比值比(OR),并利用筛查信息和患者医疗记录确定了低视力 / 盲的视觉损害的原因。

注:WHO(世界卫生组织)的低视力标准是最佳矫正视力在 0.3 ~ 0.05 间,盲的标准是最佳矫正视力低于 0.05。

几个重要结论归纳如下:

1. 三分之一的高度近视患者(≤-6.00D)是因为近视性黄斑变性造成的低视力和盲。

2. -10.00D 以上高度近视组低视力和盲的风险比其他组高 22 倍,是 -6.00D ~ -10.00D 高度近视组的 6 倍。即近视度数越高,视觉损害风险越加速增加。

3. 高度近视组的视觉损害(低视力和盲)累积风险随年龄增加(60 岁开始)快速增加。年龄越大,风险越高。

小结

1. 在所有屈光不正中,高度近视的视觉损害最严重,近视度数越高,视觉损害风险加速增加,不可逆的近视性黄斑病变是最常见的原因。

2. 60岁以前,高度近视患者的视觉损害不明显,60岁开始视觉损害(低视力和盲)快速暴发。

3. 避免高度近视并发症的方法就是控制近视,而只有儿童期这个时间窗口能做近视控制。所以家长应该充分重视儿童近视问题,低龄儿童强调预防近视(推迟近视发生),学龄儿童强调控制近视,避免发展为高度近视(图4-1-1)。

4. 高度近视者在60岁以前会有相当长的一段生命周期是视觉损害的"潜伏期",并不会表现出明显的视觉问题。因为有"潜伏期"的存在,近视患者很容易忽略、忽视风险。

5. 屈光手术并不能减少近视并发症的风险,而且屈光手术的普及反而还会掩盖大量高度近视患者并发视觉损害的风险,未来应该加强对接受过屈光手术的高度近视患者的眼健康教育。

6. 预计未来00后一代人的寿命能达到90,甚至是100岁以上,如果60岁就因为近视并发症造成视觉损害(低视力/盲),则还会剩下30~40年生活无法自理的时光而严重影响生活质量,且与白内障(可治愈)不一样,黄斑病变不可逆、无法治愈,所以防盲治盲需要从娃娃抓起。

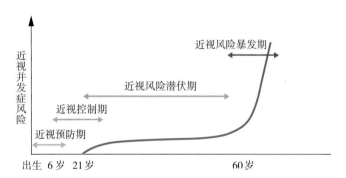

图4-1-1 预防近视性视觉损害要从儿童期开始做起

弱视患儿都需要做弱视训练吗？

一个弱视儿童的家长每天在给孩子做精细弱视训练,询问是否需要继续做弱视训练?

一、临床案例

男,5岁,一年前曾诊断"近视性弱视",每天做精细弱视训练 3 小时。家长发现视力下降近视增加快速,2 个月前才验配眼镜,视力又下降。

原镜测光:

OD –2.75DS/–3.00DC × 175(0.4)

OS –0.50DS/–3.00DC × 180(0.4)

睫状肌麻痹验光:

OD –3.00DS/–3.00DC × 170(0.6)

OS –1.00DS/–3.25DC × 180(0.8)

复光主观验光:

OD –3.00DS/–3.00DC × 170(0.6)

OS –1.00DS/–3.25DC × 180(0.8)

双眼角膜地形图如图 4-2-1 所示。其余检查无特殊。

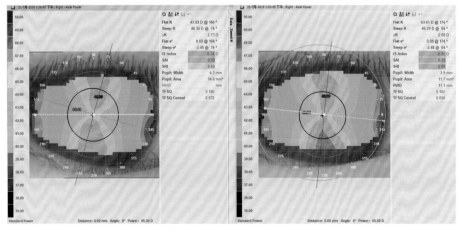

图 4-2-1　双眼角膜地形图

二、案例分析和处理

本案例临床特点是：患者 5 岁，屈光检查散光较大，角膜地形图检查表现为角膜散光大，但角膜散光形态对称，无病理性改变，视力矫正不好是散光造成，框架镜矫正后，视力可以提高到 0.6、0.8。按 5 岁儿童正常矫正视力下限（0.6）为标准，本案例没有达到弱视诊断标准。

和家长沟通尝试做一 RGP 试戴，了解戴 RGP 后的视力矫正情况。试戴 RGP 后，戴镜验光矫正视力 OD 0.8，OS 0.8。至此可认为矫正视力不佳的原因是散光大，而框架镜矫正的视觉质量欠佳造成，"弱视"诊断可以去除。

由于前期被诊断"弱视"，患儿做了大量高强度的近距精细视觉训练。高强度近距工作会促进近视进展，这才是造成近视快速进展的主要原因。

本案例患儿 5 岁，等效球镜度已经为 −4.50D 近视，可以预见到以后一定是高度近视甚至病理性近视，其产生的并发症会对眼健康造成严重威胁，目前的治疗重点不应该是弱视，而是近视控制。

最后，我们建议患儿配戴 RGP（建议多焦 RGP 控制近视进展），停止近距弱视训练，3 个月复诊就好，但家长表示患儿难配合还是选择框架镜。

三、小结

1. 屈光不正性弱视是指因为屈光不正造成的难以在视网膜上形成清晰像而造成的弱视。对于近视来说，虽然看远距离是不清晰的，但是看近距却是清晰的。所以诊断"近视性弱视"要谨慎、谨慎再谨慎。

2. 本案例患者近视程度并不会出现看近距离也模糊的情况，如果有影响也是因为散光造成的模糊而不是近视，所以如果当时矫正视力不佳的话也只能诊断为"子午线性弱视（散光性弱视）"而不是"近视性弱视"，其重点在屈光矫正，而不是弱视训练。

3. 框架镜对散光的矫正视觉质量不如 RGP，会出现矫正视力不佳的假象，遇到高散光的"弱视"患儿，我们可以做一下 RGP 的配戴，戴镜验光视力很可能会提高。这种情况下可以把 RGP 的验配作为　种诊断手段（要让低龄弱视儿童的家长接受戴 RGP 可是一大挑战）。

4. 弱视训练一般都是以精细画面刺激为主，而且是在近距离做的。多数屈光不正性弱视是远视性的，并不怕因为高强度近距用眼行为造成的"近视化"，但对于近视患者来说，做近距的弱视训练那就是"雪上加霜"，会进一步促进近视进展。有人问，那这种情况在远距离处做弱视训练可否？当然可以，但远距离看的目标其实就是日常生活的场景，这样的训练就是日常生活用眼，所以也不用特别训练，戴镜充分屈光矫正即可。所以，"近视性弱视"屈光矫正就好，不要做"弱视训练"！

问题3

近视性弱视能用红光闪烁治疗吗?

一个弱视儿童家长在给孩子做红光闪烁治疗，询问治疗方案是否合理？

一、临床案例

女，3岁，3个月前在外院诊断为右眼高度近视，弱视。

阿托品睫状肌麻痹验光结果为：

OD：-12.50DS（0.1）

OS：+2.50DS（0.8）

双眼眼位正，眼轴：OD 26.32mm，OS 22.68mm，余检查无特殊。

家长表示还不能接受给这么小的孩子配眼镜，目前在外院医生推荐下正在给孩子做"弱视训练治疗"，具体方法是每天注视一种"会闪烁红光"的仪器30～40分钟，家长询问治疗方案是否合理？

二、为什么红光能治疗弱视?

人眼的黄斑中心凹视锥细胞集中，对波长600～640nm的红光极其敏感，而视杆细胞对红光不敏感，故可以通过红色滤光片迫使黄斑中心凹进行注视。用这个方法治疗旁中心注视的弱视。

1969年始就有学者用红色滤光片治疗旁中心注视弱视的患儿，以转换注视性质，获得中心注视，提高弱视眼视力。治疗时，在弱视眼矫正镜片前加一红色滤光片，波长短于640nm的光不能通过，即仅红光能通过滤光片。

1984年Parrozzani提出了使用红光闪烁治疗弱视的设想，临床证实有效。20世纪90年代后期，我国开始将红色滤光片应用于弱视的旁中心注视治疗，也获得良好效果。

三、红光闪烁治疗弱视的缺点

近年来已有大量动物实验研究发现,不同波长光照射可以建立近视模型,这是通过改变色觉通道而起作用,可称之为色觉失衡性近视。动物实验中用不同波长单色光照射饲养的豚鼠,长波长光诱导近视,而短波长光诱导远视。如果将新生豚鼠置于红光(772nm)下饲养,发现眼轴明显增长,形成近视。

注:有人会问,能否用短波长的光刺激(蓝光、紫光)控制近视?这方面有动物研究,而缺乏临床研究(曾有日本学者认为适当紫外线照射可以控制近视,但有人认为其研究设计有漏洞,结论不可靠),家长千万别自己尝试,因为短波长光能量高,对晶状体和视网膜有一定的损伤。

同时,闪烁光也会促进豚鼠眼轴延长,诱发近视(闪烁频率越高越促进近视),且不同波长的闪烁单色光对近视形成的影响不同(波长越长,如红光,则近视诱发越多),其中红色闪烁光所诱发的近视程度最高。

所以,红光+闪烁是可能会诱发近视的。

四、为什么只有高度近视会形成"近视性弱视"?

儿童屈光不正性弱视多为远视性的。这是因为远视眼无论看远看近都需要调节代偿,当远视过高时,调节无法代偿,视网膜上就无法形成清晰像而造成弱视。

而对于近视眼来说,虽然看远距是不清楚的,但看近距离却会清晰,视网膜上总有机会形成清晰像,视觉中枢有机会正常发育,不会弱视(有学者认为没有"近视性弱视"的说法,所以本书中提到的"近视性弱视"都打了引号)。

但是高度近视者,其远点在眼前很近的地方,比如1 000度近视者,能看清楚的最远的距离——远点,在眼前1/10=0.1m,即10cm处,所以对于这样的患者来说,大多数的物体都是在远点(10cm)以外的,所以看大多数物体都是模糊的。正因为视网膜像总是模糊的,视网膜没有良好清晰的像刺激,视觉中枢就不发育,这就形成弱视。

这就是为什么"近视性"屈光不正性弱视,只有高度近视才可能会发生的原因。

五、"近视性弱视"不能用红光闪烁治疗

目前的一些基础研究和动物实验显示:红光和闪烁光都可能会刺激眼轴增长,近视进展。如果是远视性弱视,刺激眼轴增长,会减少远视,这反而是好事。但是对于眼轴已经很长,近视已经很严重的高度近视患儿来说,"红光闪烁"可能反而会刺激近视化。

对于本案例中的患儿来说,3 岁就已经 –12.50D 的高度近视,我们需更多地关注近视控制,可以预见如果不做干预,孩子在成年以后一定是高度近视、病理性近视,会伴随各种高度近视的相关并发症(视网膜脱离,黄斑病变,白内障等)。

至于其弱视治疗,更重要的是遮盖健眼 + 屈光矫正,使视网膜能获得清晰像,刺激视觉中枢发育。由于患儿屈光参差严重,框架镜会带来严重的双眼不等像而影响治疗效果,用接触镜屈光矫正右眼高度近视最佳。必须戴眼镜(不论是框架还是接触镜)。

最后,我们给出的最佳治疗方案是:停止红闪弱视训练,遮盖健眼 + 右眼 RGP。但遗憾的是家长不能接受给孩子戴 RGP,先验配了框架镜。

小结

如果是高度近视造成的"近视性弱视",不建议做红光刺激或闪烁光刺激治疗,也不宜做需要在近距做的弱视训练(如描画等精细训练)。红光(或长波长光)、闪烁光、近距作业会进一步促进近视增长,反而雪上加霜了。

红光刺激、闪烁光刺激、近距精细训练,仅仅适用于远视的弱视,对于高度近视造成的弱视,矫正和遮盖就是最好的方法。

问题 4

为什么治疗了 5 年的弱视还是没有效果?

家长询问,他的弱视孩子诊断 5 年余了,一直在治疗,但是视力还是不好,为什么呢?

一、临床案例

女,7 岁。右眼先天性白内障,6 个月时行右眼白内障摘除,术后不规律

戴镜,2 岁半时行右眼人工晶状体植入,之后开始用粘贴式一次性眼罩遮盖左眼(每天 1.5 小时),同时右眼戴近用阅读镜做弱视训练(使用弱视训练软件)。平时看远不戴镜。视力一直无明显提高。

检查如下:

裸眼视力:右眼 0.12,左眼 1.0。

惯用阅读镜:OD +1.25DS/−0.75DC×160(0.1);OS PL(1.0)

电脑验光:OD +0.75DS/−1.25DC×142;OS +0.75DS/−0.25DC×178

验光:OD +0.75DS/−1.25DC×140(0.12);OS +0.75DS(1.5)

隐斜:(马氏杆):远距 4BI 近距 22BI

立体视:200″

眼压:右眼 16.0mmHg 左眼 13.8mmHg

右眼角膜透明,瞳孔圆,对光反射灵敏,人工晶状体正位,后囊膜透明,眼底无特殊,其余检查无特殊。双眼角膜地形图如图 4-4-1 所示。

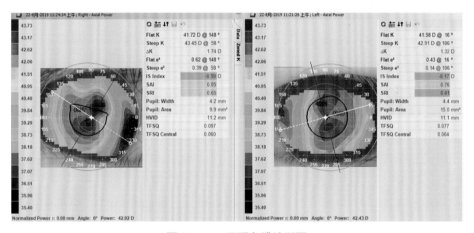

图 4-4-1 双眼角膜地形图

二、分析

我们分析本案患儿弱视治疗效果差有以下 5 个原因:

1. 患儿先天性白内障术后"不规律"戴镜 单侧先天性白内障术后需要及时屈光矫正并及时治疗弱视,如处理不当或不及时常常造成严重的弱视。按家长描述,患儿先天性白内障术后"不规律"戴镜(可能是基本没有戴镜,无晶状体眼是 +20D 以上的高度远视眼,不戴镜视网膜像严重模糊),直至 2 岁半行人工晶状体植入,这可能是造成重度弱视的第一个也是主要的原因——在视力发育的关键期未做好屈光矫正。

2. 日常患儿看远不戴镜　患儿本次验光 OD +0.75DS/–1.25DC×140 (0.12),有 –1.25D 的斜轴散光,与角膜地形图所表现的角膜散光一致(可能与行先天性白内障手术有关)。日常患儿看远不戴镜,对于无调节的人工晶状体眼来说,不戴镜矫正意味着看远也是模糊的。虽然右眼等效球镜度 +0.75+ (–1.25)/2=+0.12D,接近 0,但 –1.25D 斜轴散光(地形图显示的角膜散光更大,1.74D)的存在会造成视网膜像质差,不利于弱视眼视力发育。考虑到患儿已经长期看远不戴镜,而人工晶状体眼自然近视化进程更快,推测前几年远距验光远视量更大,远视性离焦更多,没有调节代偿下,视网膜像更差。这是造成弱视治疗不佳的第二个原因。

3. 遮盖强度不够　患儿每天用粘贴式一次性眼罩遮盖左眼每天 1.5 小时。这个遮盖强度是不够的,重度弱视每天应该至少遮盖 6 小时,进一步追问,家长诉因为长期使用粘贴式眼罩容易皮肤过敏,患儿不愿意遮盖(可能实际遮盖时间还更少,同时可能为了增加透气性,患儿会采用"漏光"的不完全遮盖),这可能会进一步减弱遮盖强度。这是造成弱视治疗不佳的第三个原因。

4. 近距用眼时的阅读镜光度不够　因为人工晶状体眼没有调节,所以在近距离做弱视训练时需要戴阅读镜。按验光结果看,该阅读镜 ADD 太小(ADD 按等效球镜度计算仅 +0.75D),根本无法起到作用,焦点在视网膜后 2.5D 或更多(前面几年远视更多,更不够)。这种情况下做近距视觉训练,在视网膜上形成的仍然是严重的远视性离焦模糊像(比看远时的成像模糊多了),所以这样的训练效果很差。这是造成弱视治疗不佳的第四个原因。

5. 没有及时寻找原因,延误治疗时机　患儿已经做弱视治疗多年,但治疗效果不明显,早就应该及时寻找原因,改进治疗方案的。但家长却不够重视,没有及时再寻医继续治疗,而拖延了弱视治疗的时机。这是造成弱视治疗不佳的第五个原因。

现在已经 7 岁,其实已经错过了最佳的治疗时机,有些遗憾。但好在也及时发现问题,7 岁还是有视觉可塑空间,我们可争取最大的疗效。

三、处理方案

1. 远距充分矫正　我建议给予 RGP 验配,用于日间看远。RGP 可以有效处理斜轴散光,获得良好的成像效果,提高视觉质量,提供清晰的视网膜像;如家长不接受 RGP 的,可框架镜全矫正,尤其斜轴散光应该全矫正。

我们试戴 RGP 获得良好配适后戴镜验光,电脑验光显示散光仅 0.25D。

2. 充分遮盖　粘贴式眼罩遮盖容易造成皮肤刺激(研究发现 6% 患儿中发生中度或严重的皮肤刺激)、遮盖不完全的情况。为了提高遮盖效率,建议改为配戴医学美容遮盖软镜。医学美容遮盖软镜是完全不透明的,戴镜后外观与正常虹膜颜色纹理相同,但是完全不透光,患儿也不容易自己摘除镜片,可以达到良好的遮盖效果。

近来的随机临床试验表明在治疗 7 岁以下重度弱视(视力为 0.16～0.2)儿童中,每天给予 6 小时的部分时间遮盖可以产生与全时间遮盖疗法相似程度的视力提高效果;在中度弱视(视力为 0.25～0.5)的儿童中,每天给予 2 小时的遮盖可以产生与每天 6 小时遮盖相似程度的视力提高效果。

所以对于本案例患儿要求每天在家时给患儿左眼(健眼)戴美容遮盖软镜 4～6 小时。注意,不可在学校戴遮盖片,因为遮盖后弱视眼视力太差,无法满足日常生活,所以只在家遮盖。

3. 弱视训练　由于人工晶状体眼没有调节,看近弱视训练时需要戴阅读镜。患儿矫正视力 0.12,所以需要先从相对大的图标开始进行训练,我建议先用台式电脑,屏幕大,可以选择合适的大视标;待视力提高后,改用更小的视标,使用平板电脑;视力进一步提高后,用更精细的视标,使用手机(屏幕最小,图标最精细)。训练用的视标可以采用需要手眼协调的各类游戏(比如塔防、消除类游戏)。

4. 按实际生活用眼场景做阅读镜 ADD　现场测量患儿近距用眼距离在 15～20cm 左右,这样距离太近,需要的阅读镜 ADD 会比较高(5.0～6.5D 间)。所以,我要求以后使用电脑、平板电脑和手机的距离均在 28cm 左右,给右眼 1/0.28m=+3.50D 的阅读镜。叮嘱做作业、阅读或弱视训练时都尽量保持距离在这个习惯距离(28cm)处(如不在此距离的,视网膜像不清晰)。

训练时仍然要保持"20-20-20"原则,即每做 20 分钟近距离阅读,看远距离 [20 英尺(50.8cm)/6m 外] 20 秒。

5. 先考虑治疗弱视提高视力,后考虑控制近视　因为是人工晶状体眼,没有正常晶状体屈光度逐渐减少对眼轴增长的对冲作用,每天近距离弱视训练和作业,近视化速度会比正常同龄儿童快。但目前首先要处理的是弱视治疗,提高弱视眼视力。先定期复诊了解眼轴、屈光度变化情况和速度,后期再给出近视控制方案。

6. 复诊计划　因为同时配戴 RGP，所以复诊周期定为：1周、1个月、2个月、3个月、6个月、以后每3个月。每次复诊检查 RGP 配适，验光了解屈光度变化，测量眼轴。根据屈光度变化和视力变化，调整阅读镜光度和近距训练游戏视标。

健眼因为使用美容遮盖软性接触镜，每次检查软镜的配适情况。

目前检查近距隐斜较大，待视力进一步提高后再处理。

弱视治疗过程中，如果3～6个月还没有效果，需要进一步排查其他问题或改进治疗方案。

充分沟通后，家长接受了我的全部建议。

小结

单侧先天性白内障术后的弱视会比较严重，一定要早期、积极治疗，定期复诊。其弱视治疗的两条基本原则是：充分屈光矫正、充分遮盖。对无调节的无晶状体眼和人工晶状体眼更应该做好屈光矫正，并定期复诊屈光度变化，及时调整镜片光度。

弱视治疗中如果发现3个月都没有明显的视力提高，应该重新审视弱视诊断（有无其他器质性病变），或增强弱视治疗强度（如增加遮盖时间）或选择其他治疗方案（不同的屈光矫正方式，如 RGP；或不同的遮盖方式）

儿童弱视的诊断、治疗看似简单，但要做好、做细，尤其做到个性化也不容易的。而且弱视的诊疗有时限性，医生的处理对患儿将来的生活质量、择业等都有重大影响，应该重视！

问题 5

为什么用阿托品治疗弱视没效果？

女，4岁8个月，1岁时曾诊断双眼先天性白内障并行双眼先天性白内障摘除术；2岁时，间隔2个月先后分别行双眼人工晶状体植入术，日常戴框架镜矫正视力。家长诉患儿日常戴框架镜，近一年余，因患儿不愿意遮盖，医生嘱日常用1%阿托品滴眼液，每周1次滴右眼，药物压抑治疗弱视。但视力一直未提高，自觉治疗效果不佳。

检查戴镜视力右眼 0.6，左眼 0.3，我们核实屈光矫正正确合理，进一步矫正无提高。眼科检查双眼瞳孔圆，右眼瞳孔直径 6mm，左眼瞳孔直径 3mm，双眼人工晶状体正位，余无特殊。

家长询问：为什么弱视治疗的效果不好呢？

患儿双眼先天性白内障，人工晶状体眼，而且双眼矫正视力相差 2 行以上，有弱视治疗的需要。

药物压抑用于治疗健眼是远视的弱视，指应用睫状肌麻痹剂用于健眼（好眼），使之产生光学离焦而且无法看近，逼迫弱视眼视物的弱视治疗方法。研究表明在 3～10 岁的儿童中对非弱视眼滴用 1% 阿托品是治疗轻度到中度弱视的有效方法。

但是在这个案例中用阿托品压抑治疗却明显不妥。

药物压抑弱视治疗适用于健眼是远视的情况。这样用药后，健眼调节麻痹，看远看近看任何距离都无法在视网膜上成清晰像，才能起到压抑健眼的作用。而且使用药物压抑疗法时，远视的健眼可以不矫正（不要戴镜），否则健眼看远还是可能看清楚的，如果比弱视眼更清楚则起不到压抑作用。如果健眼是近视眼，阿托品压抑的方法也不适用，因为用药后健眼看近还是能看清楚，起不到压抑作用。

本案例患者是人工晶状体眼，本身就没有调节，滴用 1% 阿托品没有调节麻痹作用，起不到效果，反而增加了全身吸收阿托品可能产生的毒副作用。而且患者还是在戴着矫正眼镜的情况下滴用阿托品的，这样看远还是清晰的。滴用阿托品的结果无非是瞳孔会放大，像差增加，对视力有一些影响，但还远远不足以达到压抑的目的。可以说用不用阿托品滴眼都没有差别。所以，这样的弱视治疗当然是没有作用的。

弱视的治疗，需要压抑健眼，方法包括：遮盖、药物和光学镜片（改变健眼屈光度或半透明的滤光镜造成健眼视物模糊）等，其中完全遮盖的强度最大。我们觉得本案例还是用合适的眼罩完全遮盖是最优选择，和家长充分沟通并建议需要患儿配合（5 岁的儿童完全可以配合了），同时建议配两副眼镜，或双光镜看近使用。患儿不到 5 岁，现在及时做正确处理，相信还是能提高视力的。

可参阅我们出版的《眼视光门诊视光师手册》第九章第六节，有详细的弱视诊断治疗的内容。

先天性白内障术后如何进行屈光矫正?

有先天性白内障的家长询问选择什么样的眼镜给孩子戴,本文解答一下。

一、先天性白内障诊疗现状

先天性白内障是先天遗传或发育障碍导致的晶状体部分或全部混浊,是公认的最主要儿童致盲眼病,发病率 0.01%～0.06%。婴幼儿时期是视觉发育的关键时期,先天性白内障会影响屈光系统成像,视网膜无法获得清晰像,造成形觉剥夺影响视觉发育而造成严重弱视。目前学术界对于先天性白内障患儿要尽早诊断(发现)、尽早治疗(手术),已达成共识。一般认为出生 6～8 周后手术为较佳时机。手术后无晶状体眼呈高度远视状态,而且因为眼球仍处于快速发育阶段,屈光状态会变化很快。屈光矫正是让视网膜获得清晰像,重建视觉、治疗弱视的关键。

二、白内障摘除术后植入人工晶状体的时机

目前 2 岁以后的先天性白内障患儿植入人工晶状体(IOL)已经被普遍认可。

但 2 岁之前植入 IOL 虽然可以同时屈光矫正,但术后后发性白内障发生率高、容易产生炎症反应及较大的近视漂移,所以对于 2 岁之前先天性白内障术后是否同时植入人工晶状体仍有争议。

美国婴儿无晶状体眼治疗研究组(Infantile Aphakia Treatment Study,IATS)在进行一项为期 5 年的前瞻性多中心随机对照临床试验后,建议对小于 7 月龄的患儿不进行常规一期人工晶状体植入,同时建议植入年龄至少为 24 月龄。

三、无晶状体眼对屈光发育的影响

晶状体在一生中会始终不停地生长变化。新生儿的晶状体是球形的,厚度大约是 4mm,屈光力可高达 +34.4D,发育过程中屈光力逐渐降低,至成年时为 +18.8D。

晶状体屈光力的逐渐减低代偿了因为眼轴增长带来的近视。先天性白内

障患儿摘除晶状体后的无晶状体眼状态会有 2 个结果:

1. 眼球少了一个约 30D 屈光元件,视网膜像是非常模糊的,而且是看任何距离都非常模糊(图 4-6-1),如果没有做有效的屈光矫正,就会造成一个严重的屈光不正性弱视。所以手术后尽早屈光矫正,有利于患者视觉发育关键期的发育。

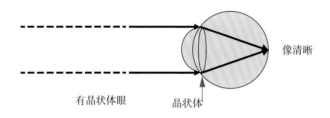

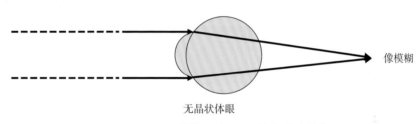

图 4-6-1　无晶状体眼看任何距离都非常模糊

2. 没有晶状体的代偿作用对冲眼轴增长带来的近视化漂移,无晶状体眼儿童近视化漂移的速度会比正常儿童快很多。这意味着先天性白内障患儿屈光变化更快,要求复查更密切、换镜频度更高。

四、无晶状体眼的屈光矫正

1. 框架眼镜　框架眼镜价格相对便宜,验配相对容易。通常在术后 2 周左右验配框架眼镜矫正,配镜后每 3 个月复查一次屈光度。框架眼镜存在厚重、像差较大、视物变形、视野缩小等问题。如果是单眼先天性白内障摘除术后还会形成双眼高度屈光参差,造成明显的双眼不等像。即使植入了人工晶状体,但因为没有调节也需要配镜,使患儿注视不同距离都能在视网膜上成清晰像。

此外框架镜验配还有几个要注意的问题。

(1)验光的准确性:婴幼儿常常需要人工检影来确定屈光度。由于无晶状体,也无调节,检影本身并不困难,难的是患儿很难配合。如果在镇静睡眠状态下验光,撑开眼睑时,眼球会向上方翻转;如果是清醒状态,患儿很难固视检影镜。所以检影镜常常难以正对着视轴,难以看到中轴部分的影动。客观检影验光的结果也很难"精准"。

即使能做到检影精准,但当患儿戴上高度数的眼镜时,镜眼距离的影响会变得很大。比如 +18D 的框架镜,假设在 12mm 的镜眼距离处是准确的,而当镜眼距离扩大到 15mm 时,仅仅 3mm 的变化,等效球镜度的变化量就会达到 1.0D,相当于在 12mm 处戴了 +19D 的框架镜的效果了。可按等效球镜度的计算公式 $F_e = \dfrac{F}{1-dF}$ 计算。

计算过程如下:

$$F_e = \frac{F}{1-dF} = \frac{18}{1-(0.012-0.015)\times 18} = \frac{18}{0.946} = 19.027$$

也就是说,患儿哪怕只是少量地移动一下眼镜都会对有效屈光度造成很大的影响。所以临床上常常使用带有固定效果的"束带"的镜框(图 4-6-2、图 4-6-3),以减少镜架移动,稳定镜眼距离,稳定有效屈光度。

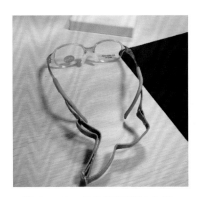

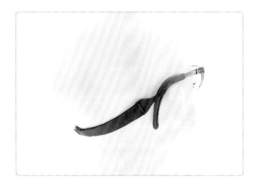

图 4-6-2　幼儿框架镜的束带　　　　图 4-6-3　幼儿框架镜的束带的使用

(2)瞳距与棱镜效应:如果是双眼无晶状体眼,则配戴高度正镜,要求瞳距测量尽量准确(图 4-6-4)。否则因为瞳距不正确产生的额外的棱镜效应会非常明显。一副 +18D 的框架镜,如果有 4mm 的瞳距误差,按棱镜效应的公式计算,产生 $P=CF=0.4 \times 18=7.2^{\triangle}$ 的棱镜效果。瞳距误差越大,棱镜效果越明显,这就会造成额外的集合或散开刺激,不利于双眼视的发育。如果是单眼无晶状体眼,则瞳距误差影响不大。

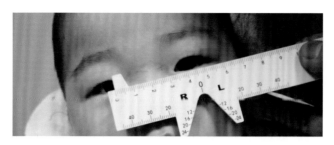

图 4-6-4　给婴幼儿测量瞳距

（3）看近的矫正要优于看远：无晶状体眼没有调节力，所以验光的原则是正镜宁高勿低。正镜欠矫意味着戴镜后仍然是一个远视眼的状态，没有调节时看远、看近都不清晰，欠矫越多，看得越模糊。而正镜过矫，那至少戴镜后是一个近视眼的状态，至少看近距离会是清晰的。正镜过矫越多，看的距离越近。

低龄患儿一般看近的机会比看远多，正镜宁高勿低的配镜原则能保证至少患儿在某个近距离可以获得清晰的视网膜像。

一般可以验配两副眼镜，一副看远，一副看近。看近的光度在看远光度的基础上多给 +3.00D，瞳距减少 2mm 做验配。

我们临床中习惯给一副看中距离（在看远光度的基础上多给 +1.00D，患儿看 1m 左右的距离用）和一副看近距离的框架镜（在看远光度的基础上多给 +3.00D，患儿看 33cm 左右的距离用）。

（4）缩径设计镜片与压贴球镜：由于镜片光度会比较高，所以框架镜厚重，外观也欠美观，现在一般采用缩径设计，仅保留中央光学区，周边区域用平光的承载片，俗称为"帽子镜"（图 4-6-5）。压贴式球镜可以改善外观，但是同时也会减低矫正视力。临床上还是使用缩径设计的光学镜片为主。

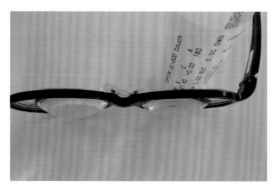

图 4-6-5　缩径设计的光学镜片

2. RGP

（1）RGP 是先天性白内障术后的首选矫正方式：硬性高透气性接触镜（RGP）能有效减少光学像差和畸变，获得良好的成像质量。RGP 采用高透氧材料制作，透氧性强，镜片直径小（9～10mm），抗蛋白质和脂类沉积性强，这保证了角膜能够得到充分的氧供，良好的镜片下泪液交换，降低角膜感染的风险，配戴更安全。最近的一项著名的多中心（12 个临床中心）随机临床研究，调查了 1 个月到 6 个月间行先天性白内障手术的患儿 114 名，发现 1 岁时，植入人工晶状体组的患儿和配戴 RGP 的患儿条栅视力无差异，但植入人工晶状体的患儿并发症明显增加并需要接受更多的内眼手术。

RGP 使单眼无晶状体眼患儿双眼间不等像差缩小至 5%～7%，促进双眼单视功能及融合功能发育。

先天性白内障还容易出现婴儿眼球震颤综合征或融合功能发育不良眼球震颤综合征。配戴 RGP 可以通过影响三叉神经传入信息来干预眼球运动，减轻眼球震颤。

所以 RGP 是目前先天性白内障术后无晶状体眼的主流矫正方式。

（2）RGP 与框架镜矫正的优劣势比较：RGP 与框架镜矫正的效果比较如表 4-6-1。

表 4-6-1 　RGP 与框架镜矫正无晶状体眼的效果比较

	分类	RGP	框架眼镜
1	放大率	非常小、视物真实	光度越高放大率越大；视物不真实
2	视力矫正	对合并高度散光的屈光不正视力矫正效果常常高于框架镜	——
3	视觉效果	接近裸眼视物的效果	镜片厚重，透光率变低；像差大，周边视物变形；物像放大，失真
4	视野（图 4-6-6）	与裸眼视物效果基本相同	视野缩小，周边产生环形盲区，度数越高越明显
5	成像质量	高	差

	分类	RGP	框架眼镜
6	配戴持续性	因不容易摘戴,患儿能持续戴镜,治疗效果更好	因戴镜后视觉效果差,初期戴框架镜时矫正视力提高不明显,患儿常常不愿意戴镜
7	对屈光参差性弱视的治疗效果	对比敏感度、立体视明显高于框架镜;矫正视力提高有效率明显高于框架镜	——
8	弱视治疗效果	文献研究认为 RGP 治疗效果更好,尤其是屈光参差性弱视	相对差
9	集合需求（图 4-6-7）	几乎与裸眼相同	对于伴随内隐斜、内斜视、高 AC/A 的患儿,戴正镜框架镜看近时,可以产生 BO 的棱镜效果,减少负融像性聚散的需求,缓解视觉疲劳
10	放大率对阅读的影响	放大率几乎与裸眼相同	放大率高,对视标的视角放大,更容易阅读
11	验配技术要求	相对高	容易验配
12	异物感	初戴镜时有异物感,需要适应	无
13	日常护理	摘戴护理相对复杂	简单
14	配戴操作时间	相对费时	快捷方便
15	安全性	相对框架镜有风险,但风险低于一般软镜,微生物感染风险约 1.2/10 000	安全,几乎无风险
16	经济成本	相对高	低
17	家长付出的关注度	高,家长需要参与患者的摘戴镜和护理卫生教育	相对低

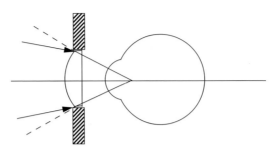

图 4-6-6　戴正镜片后视野缩小,周边产生环形盲区,度数越高越明显;而戴接触镜时,视野与裸眼视野基本相同

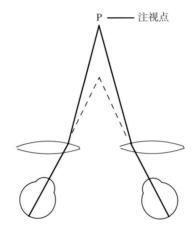

图 4-6-7　正镜片产生 BO 的棱镜效果

中、高度远视常常伴随内隐斜、内斜视、高 AC/A;对于这一类内隐斜 / 内斜眼位的患者,戴正镜框架镜看近时,可以产生 BO 的棱镜效果,减少负融像性聚散的需求,缓解视觉疲劳。戴 RGP 时镜片与角膜相贴附并跟随眼球运动,其光学中心与视轴基本保持一致,棱镜效应非常小,看近物时几乎与裸眼相同,对会聚几乎无影响。

表 4-6-1 中 1～8 项是 RGP 优于框架镜的特点;9～17 项是 RGP 不如框架镜的特点。又安全,又方便,又便宜,治疗效果又好的弱视治疗手段是没有的。

(3)RGP 的复查和更换频率:注意年龄越小,角膜曲率的变化会越大。出生时角膜的平均屈光度为 55.2D,到 1 岁时降低至 45D。这就意味着,越早验配 RGP,随角膜曲率的平坦化发育,RGP 的配适会变得越来越紧而不再合适。所以,密切的复查,检查 RGP 的配适很重要,年龄越小应该复查越勤,RGP 的更换频率也相对高。

（4）验配 RGP 后仍然需要配戴框架镜：此外由于目前 RGP 最多只能做到 +25D，而 2 岁以内的无晶状体眼常常需要配戴 +25D 以上光度的 RGP，这意味着还需要在戴 RGP 的基础上再配戴一副框架眼镜。一般我们按在远距的光度上再多给 +3.00D 作为看近用框架镜。比如戴 RGP 后检影还有 +5D，则可给配 +6D（过矫 1D，看 1 米距离）的框架镜做看中距离用，和给配 +8D（过矫 3D 看 33cm 距离）做看近距用。

3. 软性接触镜　另外，有家长询问是否戴软镜也可以。国外有这种专门针对先天性白内障患儿的软性接触镜（我国没有），但是缺点是：中央的厚度比较厚（正镜是中央厚周边薄），这就会减少 DK/L（透氧率）；而且软镜泪液交换少，戴这样的软镜很容易对眼表正常结构及生理功能产生影响，从而引发角膜上皮损伤、干眼和慢性角膜炎等并发症。而且换算镜眼距离后正度数会更高，比如框架镜是 +18D，换算镜眼距离后接触镜需要戴 +23D，镜片更厚，透气性更差了。同时软镜的直径比较大，很难给患儿戴镜。我们优先推荐验配 RGP。

五、小结

1. 出生 6～8 周后为先天性白内障患儿手术时机，建议对小于 7 月龄的患儿不进行常规一期人工晶状体植入，植入年龄至少为 24 月龄。

2. RGP 成像质量好，安全性高，屈光矫正效果与一期植入 IOL 的效果相仿，且并发症更少，是先天性白内障术后无晶状体眼患儿屈光矫正的首选。

3. 配戴 RGP 的患儿年龄越小，角膜曲率变化越快，光度变化越大，需要密切复查。年龄越小，复查频率越高，换镜频率也越高。

4. 对先天性白内障患儿验光很难获得准确的结果，验光时要注意宁高勿低的原则，保证屈光矫正后至少能看近距离清楚。

问题 7

先天性白内障术后如何视觉康复？

一、先天性白内障术后的视觉康复需要终生关注

先天性白内障是先天遗传或发育障碍导致的晶状体部分或全部混浊，是

公认的最主要儿童致盲眼病,发病率 0.01%～0.06%。婴幼儿时期是视觉发育的关键时期,先天性白内障会阻碍光线进入眼内,影响屈光系统成像,视网膜无法获得清晰像,造成形觉剥夺影响视觉发育而造成严重弱视。

先天性白内障患儿的术后视觉康复有其特殊性,单眼和双眼的先天性白内障术后的视觉康复也有很多的不同。早期的正确处理对患儿后期的视觉发育影响较大。如果不发生如青光眼等并发症(约 30% 的案例并发青光眼),严格遵医嘱是可以获得满意的视觉康复效果的——术后一年就可以看到良好的矫正视力。

注意,单眼先天性白内障因为会出现严重屈光参差性弱视,其治疗比双眼先天性白内障更难,需要持续治疗弱视,一般至少要持续治疗到 8 岁。

可以说,从发现、诊断先天性白内障开始,医生就应该和患儿家长做好充分的交流,把后续需要注意的事项,各种可能出现的情况和应对的处理方案做详细的沟通。对患儿来说,一旦诊断了先天性白内障,就意味着需要长期和眼科医生、视光医师打交道了,不仅仅是需要手术治疗,后续的复诊、治疗可能的并发症、屈光矫正、视觉康复都是需要一辈子跟进的事。所以,先天性白内障术后患儿的视觉康复是场持久战,相关的知识要点对患儿的一生都会产生持续的影响,值得医患双方高度重视。

二、先天性白内障患儿眼的屈光发育

眼轴从出生的 16.8mm 到成人后的 23.6mm。在这个过程中,眼轴增长 7mm 带来的近视化屈光度约 30D,这需要由角膜曲率平坦化(从出生时的 51.2D 到成人 43.5D)和晶状体屈光力减少(从出生时的 28.7D 到成人 18.6D)来抵消。

这三者的屈光变化共同形成了眼球的正视化过程。先天性白内障术后患儿由于晶状体被摘除了,这个屈光发育的平衡就会被打破。没有晶状体屈光力减少"抵消"眼轴增长带来的屈光变化,患儿屈光状态会快速地近视化漂移。

McClatchey 和 Hoffmeister 使用数学模型推算了不同年龄的无晶状体眼的屈光度变化,先天性白内障术后无晶状体眼患儿的屈光度从 6 月龄到 10 岁时,会从 +19.00D 变化到 +11.00D(表 4-7-1)。

表 4-7-1 不同年龄先天性白内障术后无晶状体眼的屈光度变化

年龄 / 岁	眼轴 /mm	角膜屈光度 /D	无晶状体眼屈光度 /D
0～1	19.2	45.2	18.77
1～2	20.2	44.9	16.87
2～3	21.4	44.1	15.00
3～4	21.8	43.7	14.51
4～5	22.3	43.2	13.92
5～6	22.7	43.7	12.84
6～7	22.9	43.4	12.69
7～9	22.6	44.2	12.67
10～15	23.8	43.5	11.02

不同年龄的眼轴和角膜屈光度数据来自于 Gordon 和 Donzis（1985）；无晶状体眼的屈光度数据来自于 McClatchey 和 Hoffmeister（2010）。

三、不同年龄先天性白内障儿童植入人工晶状体的目标屈光度不同

有研究发现先天性白内障术后植入人工晶状体会对屈光发育进程有影响，但影响不大（1.1D，P=0.03）。患儿的近视化漂移速度快，幅度大，这就要求在给先天性白内障患儿植入人工晶状体时要计算好其屈光度，使患者成年时屈光状态正好接近正视。**表 4-7-2** 是美国婴儿无晶状体眼治疗研究组（IATS）推荐的不同年龄先天性白内障儿童植入人工晶状体后期望达到的目标屈光度，这个表格中的数据对单眼和双眼先天性白内障都适用。

表 4-7-2　不同年龄先天性白内障儿童植入人工晶状体后的目标屈光度

年龄	目标屈光度
1 月龄	+12D
2～3 月龄	+8～+10D
4～6 月龄	+6D
6～12 月龄	+5D
2～3 岁	+5D
4 岁	+4D
5 岁	+3D
6 岁	+2.25D
7 岁	+1.5D
10 岁	+0.5D

四、先天性白内障患儿术后复诊随访

患儿术后需要密切随访，了解手术切口愈合、眼压水平、屈光介质、屈光变化/矫正、弱视治疗情况、接触镜配适等情况，而能用于检查的眼科设备确实不多，一般只能使用手持裂隙灯、笔式电筒、直接检眼镜、检影镜、回弹式眼压计做简单检查。复诊频度也高，一般每 3 个月就需要复诊，配戴角膜接触镜的患儿复诊频率还会更高（1～2 个月复诊一次）。而且可能不是每次都能做完所有的检查（视患儿的状态和配合度），连续的复诊能采集到尽量多的临床数据。

高达 59% 的先天性白内障术后患儿会伴有高眼压的情况，所以定期测量眼压非常重要，现在普遍采用回弹式眼压计测量眼压，这种眼压计测量方式简单，无明显不适（不需要麻醉）。

总之,复诊是先天性白内障术后患儿视觉康复的重要环节。术后检查、眼压监测、是否出现并发症、是否需要二次手术、屈光发育监测、弱视治疗等都需要长期、密切的随访观察。及时正确地处理各类问题是影响患儿生活质量的关键。

五、先天性白内障术后的视觉康复

诊断先天性白内障后,需要手术治疗,4 岁前的患儿需要同时切除晶状体后囊膜和前段玻璃体(以防止后发性白内障),之后就需要通过框架镜、接触镜、人工晶状体等方式进行光学矫正和弱视治疗,手术和光学矫正缺一不可。

和患儿家长(甚至是爷爷奶奶们)充分沟通手术后的屈光矫正选择是非常重要的。医生要具备足够的同理心和耐心进行沟通,要让家长接受,患儿以后可能需要做二次甚至更多的手术,而且需要在之后的生命里做视觉康复治疗(屈光矫正、弱视治疗)。

1. 框架眼镜 无晶状体眼或者已植入人工晶状体眼残留高度远视者都可以选择框架眼镜。但高度远视的框架镜,放大率明显、外观厚重不美观,而且有巨大的周边环形盲区,带来安全隐患。这就像用望远镜看东西,虽然物像被放大了,但视野也缩小了,周边会形成环形盲区(图 4-7-1)。配戴者会发现视野中"突然、意外地"出现物体。

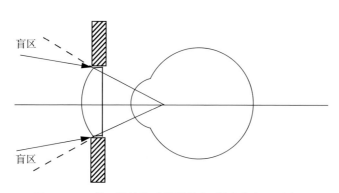

图 4-7-1 戴正镜镜片后视野缩小,周边产生环形盲区

单眼先天性白内障患儿强烈推荐用接触镜矫正(这需要更加充分和耐心的医患沟通)。戴框架镜会造成非常明显的双眼不等像(约30%的双眼不等像,无法融像,图 4-7-2),严重影响患眼视觉康复和双眼视发育。

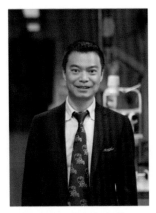
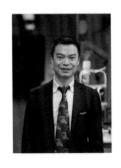

戴 +20.00D 远视框架镜，
看到的影像明显放大

戴平光镜的眼（正常眼）

图 4-7-2　单眼先天性白内障患儿戴框架镜会造成非常明显的双眼不等像

双眼先天性白内障患儿如实在无法接受接触镜者也可选择框架镜，由于双眼都是高度远视，屈光参差不大，无明显双眼不等像，其治疗反而比单眼先天性白内障容易。

此外，由于先天性白内障术后患儿近视化漂移速度快，也意味着患儿需要频繁更换眼镜以适应无晶状体眼屈光度的变化。

框架镜片应该同时具备紫外线防护功能。

框架镜并不是先天性白内障术后无晶状体眼首选的屈光矫正方案。

2. 接触镜

（1）软性接触镜：国外有专用于先天性白内障术后的软性角膜接触镜（Silsoft®，价格也比较贵，仅镜片价格就 150 美元 / 片）。其基弧为 7.5mm，7.7mm，7.9mm，8.1mm 和 8.3mm，而且其光度可以做到 +32.00D，婴幼儿无晶状体眼治疗研究（IATS）推荐如果无法确认屈光度时，建议先使用 +32.00D 的镜片。验配时需要观察镜片的中心定位、活动度、是否容易瞬目时掉出等。如果镜片活动度太大，或容易掉出说明配适太松，而应该选用基弧更小的镜片。有的镜片表面做了增加湿润角的涂层，但随戴镜时间增加，涂层会逐渐消失，镜片就很容易起雾，镜片表面也容易出现结晶。

1 岁以内婴儿的屈光状态、角膜曲率都会快速地变化，所以需要频繁地复诊以确认镜片的配适，一般 18 月龄前每隔 2 个月复诊一次，18 月龄到 3 岁每 3～4 个月复诊一次。我国没有这类软镜。

（2）硬性透气性接触镜 RGP：是先天性白内障术后的首选矫正方式，在前一个部分"先天性白内障术后如何进行屈光矫正?"中有详细描述。

（3）接触镜验配的目标屈光度:接触镜验配时注意,一般18月龄前,远距远视过矫正+2.00～+3.00D;18月龄到3岁时远距足矫或远视过矫正+1.00D,同时可选择双光镜或阅读镜视近使用。

3. 人工晶状体　目前2岁以后的先天性白内障患儿植入人工晶状体（IOL）已经被普遍认可。但2岁之前先天性白内障术后是否同时植入人工晶状体仍有争议。植入人工晶状体时要考虑后期患儿是否能配合相关检查,是否经常需要麻醉后检查,如发生后发障能否配合YAG激光或再次手术切开后囊膜等。如不能,则考虑二期植入人工晶状体。IATS推荐早期用接触镜做屈光矫正,二期再植入人工晶状体。

注意植入晶状体时,要考虑屈光发育进程,所以植入晶状体后眼球的目标屈光度并不是正视,而是按年龄不同预留一定量的远视（见表4-7-2）。家长可能会认为植入人工晶状体就不需要戴眼镜了,所以医生一定要强调:即使植入了人工晶状体以后也是需要配戴眼镜矫正残余的屈光不正或看近使用的。有少部分医生给患儿植入人工晶状体后设定目标屈光度为正视,则术后需要再配戴近视框架镜或二次手术更换晶状体。

当患儿能接受二次手术植入晶状体或置换人工晶状体时,年龄已大（一般2岁以后）容易配合完成检查而目标屈光度可以计算得更加准确。Kim（2012）的研究中,37名无并发症的双眼先天性白内障术后患儿2岁时接受二期人工晶状体植入,术后获得了0.4～0.5的最佳矫正视力。所以,年龄越大,检查越精确,获得的目标屈光度也越准确。

4. 弱视治疗　虽然先天性白内障和角膜混浊（形觉剥夺）造成弱视的仅占弱视患者的3%,但形觉剥夺造成的弱视却是最严重的。单眼和双眼先天性白内障患儿弱视治疗差别很大,单眼患者更容易弱视。

弱视的治疗中屈光矫正是首要的。单眼先天性白内障患儿需要遮盖健眼,一般每天遮盖健眼1小时至总清醒时间的一半。实际上家长很难做到这样的遮盖程度,IATS的调查患儿遮盖的依从性很差,所以要不断沟通。到3岁时,患儿能够看视力表时,根据其视力情况调整。

如果患儿已经在戴接触镜进行屈光矫正的,家长已经熟悉接触镜护理摘戴流程,还可以通过给健眼戴高度远视接触镜（高度正度数）,使健眼成为一高度近视状态,来进行遮盖。遮盖时一定要注意检查健眼（被遮盖眼）的情况,避免健眼发生弱视。

六、对患儿使用麻醉剂后进行检查的影响

有些检查需要在对患儿使用麻醉的情况下进行。有动物实验研究认为长期、频繁使用麻醉剂对动物的神经系统有损害，但目前还并未发现对婴幼儿有影响。但有人认为频繁使用麻醉可能也会造成对患儿神经系统的长期损害。美国 FDA、儿科、麻醉等医学协会发布的《幼儿镇静麻醉用药共识（2015）》中提到，医生应评估使用麻醉药可能的潜在损害和不进行/推迟检查治疗所造成的损害这二者的风险收益比，以此决定是否使用麻醉。在先天性白内障患儿的检查中，很多是需要做镇静麻醉的，医师一定要充分沟通。目前的专家共识是：3 岁以下儿童如非必要，尽量避免做常规麻醉。

注："镇静"的用药剂量比"麻醉"低，也比麻醉安全。

七、婴幼儿无晶状体眼治疗研究（IATS）重点小结

由美国国立卫生研究院（National Institutes of Health，NIH）资助的前瞻性多中心随机对照临床实验——婴幼儿无晶状体眼治疗研究（Infant Aphakia Treatment Study，IATS）对先天性白内障患儿进行了为期 5 年的研究。研究中对 6 月龄以内的单眼先天性白内障患儿随机分组接受接触镜或人工晶状体植入屈光矫正，并追踪 5 年。研究结果小结如下：

1. 1 岁时两组间的矫正视力无显著性差异，但是人工晶状体组的并发症（主要是手术并发症）发生率却是接触镜组的 2.5 倍。提示对低龄婴幼儿首选接触镜屈光矫正。

2. 接触镜组在 86% 的清醒时间都戴接触镜，而人工晶状体组仅 58% 的清醒时间戴框架镜。提示配戴接触镜容易获得更多的视网膜清晰像。

3. 5 岁时（4.5 年以后）再对两组进行评估，发现两组间的视力仍无显著差异，但接触镜组视力大于 0.6（20/32）视力的人数是人工晶状体组的 2 倍 [接触镜组，13/57（23%）；人工晶状体组，6/55（11%）]，然而两组都有约 50% 的患儿视力在 0.1（20/200）或以下。提示配戴接触镜获得更好视力的机会大。

4. 21% 的接触镜组和 72% 的人工晶状体组患儿在 5 年内接受了二次手术。多因为屈光介质混浊（如后囊膜混浊）需要手术的。提示配戴接触镜接受二次手术的概率小。

5. 在一期同时植入人工晶状体组的平均眼轴是 18.1mm ± 1.1mm（n=43），用 SRK/T 公式计算出来的屈光度误差（1.4D ± 1.1D）比用 Holladay 公式

（1.7D±1.3D）小一些，但考虑到后期患儿屈光度的快速发育，这种差别可以忽略不计。跟进后期的屈光发育情况，及时屈光矫正比用什么公式计算人工晶状体屈光度更重要。

6. 术后 1 年诊断青光眼（或可疑青光眼）的比例约 12%，而术后 5 年诊断青光眼（或可疑青光眼）的比例约 30%，两组间无差异。所以术后密切随访眼压变化和眼底检查非常重要。其中 95%（19/20）诊断为开角型青光眼，40%（8/20）进行了抗青光眼手术。年龄小和小角膜是青光眼（或可疑青光眼）的高危风险因素，提示术后随访眼压非常重要。

7. 弱视治疗的依从性研究发现，第一年只有大概一半的家长能做到遵医嘱的遮盖量；而 5 年后，只有 33% 的接触镜组和 15% 的人工晶状体组能做到遵医嘱的遮盖量。提示如果提高遮盖的依从性，弱视治疗效果还有很大的提升空间。

8. IATS 还对患儿家长（看护者）做了压力测试，发现两组的家长在照护患儿上都没有太大压力（7% 接触镜组，9% 人工晶状体组）。提示照护患儿并不会在精神上给家长带来很多压力，前期医患沟通应该强调日常照护不会给家长带来很多负担。

9. 5 年内两组的治疗费用接近。

八、小结

先天性白内障术后需要长期随访，医患沟通非常重要。患儿会表现为快速近视化漂移的表现，屈光矫正、眼压、弱视治疗是随访重点。屈光矫正首选硬性透气性接触镜（RGP）。

问题 8

先天性白内障术后屈光矫正，选择硬性透气性接触镜、框架镜还是人工晶状体植入？

最近接诊的几个先天性白内障术后患儿（4 月龄～3 岁）都在戴框架镜，反复沟通验配硬性透气性接触镜（RGP）的好处，家长都比较难接受给患儿戴接触镜。那到底先天性白内障患儿戴 RGP 好还是框架镜好呢？来看看全球的调查吧！

美国儿童眼科和斜视协会的调查和美国国立卫生研究院（NIH）的婴幼儿无晶状体眼治疗研究（IATS）都支持 RGP 是先天性白内障术后屈光矫正的最佳选择。但实际上全球各国家地区的儿童眼科医师们又是如何选择的呢？接触镜、框架镜还是人工晶状体植入？

一、背景

50 年前眼科医生就开始先天性白内障的治疗。最初，医生们认为单眼先天性白内障是几乎不可能达到良好的视觉效果的。然而 20 世纪 70 年代开始，有不少病例报告在先天性白内障患儿婴儿期就进行白内障手术，术后配合角膜接触镜矫正和遮盖健眼能让患儿后期取得良好的视觉效果。

2001 年，美国儿童眼科和斜视协会（American Association of Pediatric Ophthalmology and Strabismus，AAPOS）发放了一项关于婴幼儿先天性白内障术后屈光矫正选择人工晶状体或角膜接触镜的调查。有 269 名医师参与了调查，其中 41 人（15%）表示对无晶状体眼会优先考虑角膜接触镜验配；11 人（4%）表示会优先选择植入人工晶状体；大多数人（77%）表示二者都可以有效矫正屈光不正，没有明显的选择偏好。

接下来在 2004 年，美国国立卫生研究院（National Institutes of Health，NIH）资助了一项多中心随机临床研究——婴幼儿无晶状体眼治疗研究（Infant Aphakia Treatment Study，IATS）。该研究调查了 6 个月内进行单侧先天性白内障手术同期植入人工晶状体和做角膜接触镜屈光矫正的结果。结果发现在 4.5 岁时，接受同期人工晶状体植入和配戴角膜接触镜的患儿的矫正视力没有显著性差异，但是人工晶状体植入的患儿因为手术产生的并发症，比如青光眼、高眼压、屈光介质混浊和后发性白内障更常见。（人工晶状体组与无晶状体接触镜组比较，77% vs 6%，P=0.0001。）

虽然 IATS 的研究结果说明单侧先天性白内障术后患儿应首选角膜接触镜作为术后屈光矫正的手段。然而在实际临床工作中，不同国家 / 地区的医疗技术、医疗资源、白内障是单眼 / 双眼发生等因素都不同，会影响医生对患儿术后的屈光矫正方式的选择和态度。2018 年由斯坦福大学、波士顿儿童医院眼科、哈佛医学院联合发起了一项关于全球医师对先天性白内障术后屈光矫正选择的调查，并收回了 125 份先天性白内障手术医生的有效调查问卷。提交问卷的医生中有 65%（81/125）在北美，12%（15/125）在亚洲，9%（11/125）

在欧洲,6%(8/125)在撒哈拉以南非洲,4%(5/125)在中东/非洲北部、2%(2/125)在南美/中美洲、2%(3/125)在澳大利亚和新西兰(图 4-8-1)。

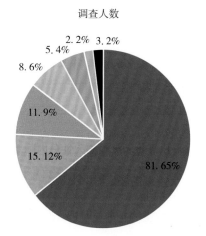

图 4-8-1　接受调查的医师人数分布

二、先天性白内障术后屈光矫正调查结果

多数医师在 4～6 个月时给患儿做白内障手术,双眼先天性白内障的患儿手术时间较单眼先天性白内障患儿晚些,如表 4-8-1、表 4-8-2。其他调查结果汇总见表 4-8-3～表 4-8-6。

表 4-8-1　实施单眼先天性白内障手术年龄

手术年龄	比例 /%	数量(n=124)
4 月龄前	3.3	4
4～6 月龄	81.8	99
7～10 月龄	12.4	15
10 月龄以后	2.5	3

表 4-8-2 实施双眼先天性白内障手术年龄

手术年龄	比例 /%	数量(n=124)
4 月龄前	0.8	1
4～6 月龄	57.6	72
7～10 月龄	36.0	45
10 月龄以后	5.6	7

表 4-8-3 对 6 月龄前和 6 月龄后单眼先天性白内障手术后的屈光矫正选择

屈光矫正方式	6 月龄以下(n=123)	6 月龄以上(n=125)
角膜接触镜	83.7%（103）	47.2%（59）
人工晶状体植入	7.3%（9）	42.4%（53）
框架眼镜	7.3%（9）	4.8%（6）
其他	1.6%（2）	5.6%（7）

表 4-8-4 各国 / 地区对单眼先天性白内障术后屈光矫正的选择

国家 / 地区	6 月龄前			6 月龄后			其他
	角膜接 触镜	框架 眼镜	人工 晶状体	角膜 接触镜	框架 眼镜	人工 晶状体	
亚洲	64.3% （9/14）	28.6% （4/14）	7.1% （1/14）	20.0% （3/15）	20.0% （3/15）	60% （9/15）	0
澳大利亚	0	0	100% （1/1）	0	0	100% （1/1）	0
欧洲	66.7% （6/9）	0	33.3% （3/9）	54.5% （6/11）	9.1% （1/11）	36.4% （4/11）	0
中东 / 非洲 北部	40% （2/5）	60% （3/5）	0	20% （1/5）	0	80% （4/5）	0

续表

国家 / 地区	6 月龄前			6 月龄后			
	角膜接触镜	框架眼镜	人工晶状体	角膜接触镜	框架眼镜	人工晶状体	其他
新西兰	100%（2/2）	0	0	50%（1/2）	0	50%（1/2）	0
北美	95%（76/80）	1.3%（1/80）	3.8%（3/80）	54.3%（44/81）	1.2%（1/81）	37.0%（30/81）	7.4%（6/81）
南美洲 / 中美洲	100%（2/2）	0	0	0	0	1/2	1/2
撒哈拉以南非洲	62.5%（5/8）	25.0%（2/8）	12.5%（1/8）	37.5%（3/8）	25.0%（2/8）	37.5%（3/8）	0

表 4-8-5　对 6 月龄前和 6 月龄后双眼先天性白内障手术后的屈光矫正选择

屈光矫正方式	6 月龄以下（$n=124$）	6 月龄以上（$n=124$）
角膜接触镜	65.3%（81）	32.8%（41）
人工晶状体植入	4.0%（5）	39.2%（49）
框架眼镜	29.0%（36）	18.4%（23）
其他	1.6%（2）	9.6%（12）

表 4-8-6　各国 / 地区对双眼先天性白内障术后屈光矫正的选择

国家 / 地区	6 月龄前				6 月龄后			
	角膜接触镜	框架眼镜	人工晶状体	其他	角膜接触镜	框架眼镜	人工晶状体	其他
亚洲	26.7%（4/15）	73.3%（11/15）	0	0	6.7%（1/15）	33.3%（5/15）	46.7%（7/15）	13.3%（2/15）

续表

国家/地区	6 月龄前				6 月龄后			
	角膜接触镜	框架眼镜	人工晶状体	其他	角膜接触镜	框架眼镜	人工晶状体	其他
澳大利亚	0	0	100%(1/1)	0	0	0	100%(1/1)	0
欧洲	72.7%(8/11)	9.1%(1/11)	18.2%(2/11)	0	36.4%(4/11)	9.1%(1/11)	54.5%(6/11)	0
中东/非洲北部	20%(1/5)	60%(3/5)	20%(1/5)	0	20%(1/5)	20%(1/5)	60%(3/5)	0
新西兰	100%(2/2)	0	0	0	50%(1/2)	0	50%(1/2)	0
北美	77.5%(62/80)	21.3%(17/80)	1.3%(1/80)	0	39.5%(32/81)	16%(13/81)	33.3%(27/81)	11.1%(9/81)
南美洲/中美洲	50%(1/2)	50%(1/2)	0	0	50%(1/2)	50%(1/2)	0	0
撒哈拉以南非洲	25%(2/8)	50.0%(4/8)	12.5%(1/8)	12.5%(1/8)	0	42.9%(3/7)	57.1%(4/7)	0

三、小结

调查表明,眼科医师给先天性白内障(包括单眼、双眼)术后患儿选择屈光矫正方式与婴幼儿无晶状体眼治疗研究(Infant Aphakia Treatment Study,IATS)的结果一致。大龄婴儿会更多地选择同期植入人工晶状体;而低龄婴儿更多选择角膜接触镜矫正。

调查中高达 80% 以上的医师选择在 4～6 个月给单眼先天性白内障患儿手术,而只有约 50% 的医师选择在 4～6 个月给双眼先天性白内障患儿手术。这可能是由于临床经验认为双眼先天性白内障造成的形觉剥夺性弱视相对单眼更轻一些,可以适当推迟双眼先天性白内障的手术时间(10 个月以内)。

总的来说,先天性白内障要求早发现早手术,而角膜接触镜是婴幼儿先天性白内障术后屈光矫正的首选。

问题 9

先天性白内障术后无晶状体眼的硬性透气性接触镜验配为什么很难实现验光准确?

RGP 验配定片后矫正视力差,戴镜验光居然差了 400 度,怎么回事?

一、临床案例

女,5 岁半。双眼先天性白内障患者,2 月龄时行双晶状体 + 前段玻璃体切除术,一直未植入人工晶状体。术后 1 个月后即开始配戴 RGP,有时会连续过夜配戴 2 ~ 3 天,而且戴 RGP 时容易眼红或镜片难摘戴,还时有出现镜片移位的情况,所以有时需要和框架镜交替配戴。这种情况一直配戴到 3 岁,后改戴框架镜至今,期间也验配过 2 副 RGP,但自觉配适不佳,感觉镜片配适紧、难摘镜。配戴后患儿不适未能坚持戴镜,日常还是以配戴框架镜为主。

15 个月前在外院做过内斜视手术。

家长经常带患儿在户外活动,平均每天 3 ~ 4 小时,同时每天看电视(远距)的时间也很多。平时备有一副看近用的眼镜,但幼时使用不多,家长尽量避免给患儿视近,仅仅近期有较多阅读需求了才开始使用。

2 个月前在外院 A 超测眼轴:OD:20.3mm;OS:19.3mm。光学 A 超(IOL-master)因球震颤无法测量。

双眼轻度水平震颤,近距注视时震颤减弱不明显,但遮盖一眼时震颤更明显。

右眼瞳孔鼻侧偏位,双眼瞳孔小、欠圆,对光反射不灵敏(图 4-9-1),滴托吡卡胺眼液后瞳孔无明显扩大。无晶状体。

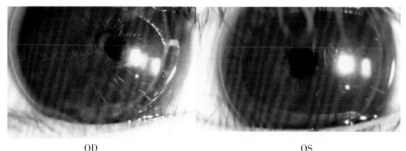

OD   OS

图 4-9-1　右眼瞳孔鼻侧偏位,双眼瞳孔小,欠圆(视频截图)

隐斜测量（Thorington test）：远距 $3^{\triangle}$ BO，近距 $10^{\triangle}$ BI。

同视机检查：无同时视、无融像、无立体视。

余检查无特殊。

患儿 5 岁半，能配合完成电脑验光、主觉验光和角膜地形图等检查，且检查结果稳定重复性好，视光相关检查如表 4-9-1，双眼角膜地形图如图 4-9-2。

表 4-9-1　视光相关：检查

眼别	原镜光度（戴镜视力）	电脑验光	角膜曲率	主觉验光	眼压/mmHg	e 值	HVID/mm
OD	+17.50DS（0.5）	+17.50DS/−1.50DC×174	7.69@171/7.23@81	+17.50DS/−1.50DC×175（0.8−）	17.1	0.72/0.84	9.2
OS	+17.00DS（0.5）	+16.50DS/−1.75DC×170	7.52@156/7.36@66	+16.50DS/−1.75DC×170（0.6）	17.1	0.68/0.84	9.1

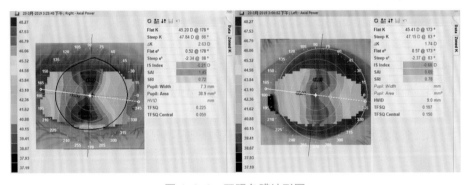

图 4-9-2　双眼角膜地形图

二、案例分析和处理

先天性白内障术后，及时屈光矫正，并坚持戴镜（RGP 或框架），幼时喜欢看电视实际上是一精细视觉刺激训练，所以戴框架镜双眼视力分别能矫正到 0.8− 和 0.6，已达到同龄儿童正常视力下限标准，不诊断弱视。

家长自诉原来验配的 RGP 摘镜困难，有吸附感，戴镜后容易眼红。这可能是患儿验配第一副 RGP 时才 3 月龄，在之后的几个月内，角膜会快速地平坦化发育，而如果 RGP 未做相应调整的话，配适会越来越紧。前文"先天性白内障术后如何进行屈光矫正"一文中有具体分析。

按小角膜的诊断标准（角膜直径小于 10mm），本案例双眼角膜直径在 9.2mm 左右，可诊断小角膜。（小角膜是指角膜扁平，曲率半径增大，直径小于 10mm，眼前段不成比例地缩小，而眼球大小可以正常。常伴有眼前段多种先天异常，可使视力效果严重受损。若不伴其他异常，则视力较好，此外常伴有浅前房，易发生闭角型青光眼。小角膜大多为小眼球的一部分，角膜直径缩小，角巩膜移行处界线清楚。常合并有虹膜脉络膜缺损，眼球类震颤等。容易发生青光眼。有人认为是一种隐性遗传病。）

我们的诊断是：

1. 双眼先天性白内障术后无晶状体眼；

2. 双眼虹膜后粘连可能；

3. 双眼小角膜；

4. 双眼内斜视术后；

5. 眼球水平震颤。

我们给的处理方案：

1. 因 RGP 能较框架镜大幅提高视觉质量，进一步提高视力，和家长沟通后接受再次尝试 RGP 验配。

2. 待验配 RGP 后再验配近用框架镜（ADD 给 +2.75～+3.00D）用于近距阅读。

3. 待配戴 RGP 并稳定后可尝试验配 BO 的棱镜看远，刺激集合减少眼球水平震颤。

4. 待配戴 RGP 并稳定后再做双眼视的检查，尝试双眼视功能训练。

戴试戴片 OD：7.4/–4.00/9.0；OS：7.4/–4.00/9.0 评估合适。戴镜验光 OD：+19.00DS（0.8–），OS：+19.00DS（0.6）；镜眼距离换算后为 OD：+24.50DS，OS：+24.50DS。减去试戴片 –4.00D 修正光度，给定片为：OD：7.4/+20.50/8.8；OS：7.4/+20.50/8.8。

到片荧光评估，镜片平行配适，边翘可，活动度约 0.6mm，泪液交换佳，镜片边缘未超过角膜缘（二维码 4-9-1 视频，二维码 4-9-2 视频）。患儿无明显异物感。

二维码 4-9-1 视频
右眼戴 7.4/+20.50/8.8
荧光评估

二维码 4-9-2 视频
左眼戴 7.4/+20.50/8.8
荧光评估

然而问题来了:戴 RGP 后查视力 OD 0.4,OS 0.5,戴镜验光:OD:+4.00DS(0.8-),OS:+3.00DS(0.6)。

按戴镜验光结果二次定片:OD:7.4/+24.50/8.8;OS:7.4/+23.50/8.8。片到后查视力 OD 0.8-OS 0.6+,戴镜验光:OD:PL(0.8-),OS:PL(0.6);荧光评估满意。

戴镜一周电话回访,患儿视力稳定,戴镜舒适,摘戴镜顺利无吸附感,镜片无移位。

但到底是哪个环节出的问题,怎么定片和试戴片上验光的结果会出现如此大(400 度)的误差?

三、讨论

无晶状体眼是高度远视状态,而常规 RGP 的试戴片光度是负度数,这意味着戴镜验光一定是用高度正度数的镜片。而前文"先天性白内障术后如何进行屈光矫正"一文中提过:戴上高度数的眼镜时,镜眼距离的影响会变得很大。而在本案例做接触镜的验配中,镜眼距离的影响会大得多。以本案例右眼为例计算如下:

戴试戴片 OD:7.4/-4.00/9.0,戴镜验光 OD:+19.00DS(0.8-)。按常规镜眼距离为 12mm 计算,按等效球镜度的计算公式 $F_e = \dfrac{F}{1-dF}$ 在角膜平面的等效屈光度的计算过程如下:

$$F_e = \frac{F}{1-dF} = \frac{19}{1-(0.012)\times 19} = \frac{19}{0.772} = 24.61$$

但患儿年龄小,鼻梁发育未充分、相对扁平,面型也小,实际上戴镜验光时,试镜架会向远方、下方移位,而且 +19.00D 的光度是由 +18.00D 和 +1.00D 两片试戴镜片构成,这意味着当两镜片叠加时镜眼距离还会进一步变大。

假设镜眼距离增加 5mm 从 12mm 到 17mm。再做上述计算时,在角膜平面的等效屈光度为 $F_e = \dfrac{F}{1-dF} = \dfrac{19}{1-(0.017)\times 19} = \dfrac{19}{0.677} = 28.06$,这比按 12mm 为镜眼距离计算相差了约 3.5D。看来原因在这里了,可能在验光的过程中试镜架的镜眼距离变大到 17.5mm 左右了,而这么"一点点 5.5mm"的误差,很容易被忽略的。

那怎么避免这种情况呢?

采用更优质的试戴镜架?戴镜验光时随时关注镜眼距离的变化?按我们的经验,这样都还是没有可操作性。我们无法保证儿童戴试镜架后镜眼距离正好保持在 12mm。在上述例子中,即使只有 2mm 的镜眼距离的变化(比如镜眼距离变为 14mm),也会产生 1.25D 的光度变化,这已经对视力矫正的影响非常大了。

所以,先天性白内障无晶状体 RGP 验配时试戴片尽量选择高度正光度的试戴片(建议用光度为 +25.00D 的 RGP 试戴片)以减少片上验光时产生高度远视的情况,误差大幅增加。然而目前并没有光度为 +25.00D 的常规试戴片(生产商最多有 10.00D 的试戴片),除非自己订制一套。

切实可行的办法是:和家长充分沟通好,按常规试戴片试戴,但是把定来的第一副 RGP 作为试戴片,在此基础上再做戴镜验光,精确光度。这个方法虽然麻烦,但是增加了验光的准确性。

四、小结

1. 先天性白内障无晶状体 RGP 验配,需要充分沟通,可能需要二次定片修正 RGP 光度。

2. 本案例是 5.5 岁有主动配合能力的儿童,如果是没有表达能力的低龄婴幼儿的话,只能依照"正镜宁高勿低,宁过矫勿欠矫"的给光度原则,保证患儿能看近。

3. 高度近视患者验配 RGP 也存在同样的问题,比如对 −15.00D 以上的患者验配 RGP 时采用 −3.00D 的试戴片,同样会产生很大的光度误差。

4. 小角膜患者注意要缩小 RGP 的直径,镜片不可超过角膜缘,镜片一定要有活动度,有良好的泪液交换。

5. 小角膜患者常常并存小眼球、浅前房、青光眼等其他异常,临床应注意排除和定期复诊。

6. 本案例中,家长尽量避免患儿看近,直至近期学习需要才较多使用阅读镜。我们认为由于先白的婴幼儿精确验光困难,过矫对近视力的影响不大,而对远视力影响大。比如:在远距矫正基础上过矫 +3.00D 和过矫 +6.00D 的差别是,看近的距离由 $1/(+3)=0.33m$ 变为 $1/(+6)=0.17m$,对于婴幼儿来说 33cm 和 17cm 的距离都算是近距常用距离,影响不大,而如果看远有 3.00D 的光度误差,则会对矫正视力有非常大的影响。所以,避免让孩子看近的方法也不合理,不仅因为近距离光度误差造成的影响会远远小于远距,而且生活中是需要看不同距离的物体的,看近不可避免。本案例儿童年龄大,配合佳,验配合适的近用阅读镜非常重要。

参考文献

1. 陈冬红,褚仁远,周国民,等.不同波长有色光对豚鼠眼球生长发育的影响 [J].眼视光学杂志,2003,5(3):144-146.

2. 国家学校体育卫生条件试行基本标准(中发〔2007〕7号)[EB/OL]. (2008-06-25)[2020-01-30].http://www.mof.gov.cn/gp/xxgkml/kjs/200810/ t20081028_2499188.html.

3. 王红,庄康,陶远,等.频闪光对发育期豚鼠近视的影响 [J].环境与健康杂 志,2007,24(6):388-390.

4. Liu R, Qian YF, He JC, et al. Effects of different monochromatic lights on refractive development and eye growth in guinea pigs[J]. Exp Eye Res, 2011, 92 (6):447-453.

5. 钱一峰,戴锦晖,刘睿,等.短波长单色光对豚鼠眼屈光发育的影响 [J].中 国实验动物学报,2012,20(5):5-8.

6. 中华医学会眼科学分会眼视光学组.硬性透气性接触镜临床验配专家共 识(2012年)[J].中华眼科杂志,2012,48(5):467-469.

7. 吴娟,余惠文.角膜塑形镜治疗后光学区偏离中心的角膜地形图参数分析 [J].中国斜视与小儿眼科杂志,2013,21(2):16-19.

8. 姚克.关注先天性白内障的疾病相关基因研究[J].中华实验眼科杂志, 2014,32(6):481-484.

9. 梅颖,唐志萍.硬性角膜接触镜验配案例图解 [M].北京:人民卫生出版社, 2015.

10. 李聿斐.不同运动水平运动员台内反手侧拧技术运动学特征研究 [D].上 海体育学院,2015.

11. 汪育文,卓佐跑,杨仙玲,等.小学五年级学生阅读行为与近视的关联性分 析 [J].中国学校卫生,2015,36(5):732-734.

12. 李璋亮.框架眼镜与软性接触镜对近视成人的阅读行为与调节反应的影 响 [D].温州医科大学,2015.

13. 郭金兰.接触镜验配技术 [M].北京:人民卫生出版社,2016.

14. 包芳军,黄丽芳,薛安全.后巩膜加固术的历史与现状[J].中华眼视光学与视觉科学杂志,2016,18(5):310–313.

15. 薛安全,瞿佳.充分认识后巩膜加固术的临床价值[J].中华眼视光学与视觉科学杂志.2016,18(5):257–258.

16. 国际角膜塑形学会亚洲分会.中国角膜塑形用硬性透气接触镜验配管理专家共识(2016年)[J].中华眼科杂志,2016,52(5):325–327.

17. 梅颖,唐志萍.视光医生门诊笔记[M].北京:人民卫生出版社,2017.

18. 强生安视优顾问专家团.软性接触镜眼健康相关内容白皮书——眼视光专家共识(2017中国杭州会议)[J].中华眼视光学与视觉科学杂志,2018,20(6):321–325.

19. 梅颖,唐志萍.硬性角膜接触镜验配跟我学.第2版[M].北京:人民卫生出版社,2018.

20. 吕帆,角膜塑形镜在控制近视进展中的作用[J].中国眼镜科技杂志,2018:11 92–93.

21. 梅颖,唐志萍.眼视光门诊视光师手册[M].北京:人民卫生出版社,2019.

22. 梅颖,唐志萍.视光医生门诊笔记.第2辑[M].北京:人民卫生出版社,2019.

23. 姜珺.近视管理白皮书(2019)[J].中华眼视光学与视觉科学杂志,2019,21(3):161–165.

24. 国家标准化管理委员会.照明测量方法(GB/T 5700–2008)[S/OL].(2008–07–16)[2020–01–28].http://www.csres.com/detail/193555.html

25. 国家标准化管理委员会.中小学校及幼儿园教室照明设计规范(DB31/539–2011)[S/OL].(2011–08–01)[2020–01–27].http://www.csres.com/detail/225852.html

26. 瞿佳.未来人工照明:向阳光靠近——人工智能照明与视觉健康[J].中华眼视光学与视觉科学杂志,2017,19(9):513–517.

27. Jensen LS, Matson WE. Enlargement of avian eye by subjecting chicks to continuous incandescent illumination[J]. Science, 1957, 125:741.

28. Malik SRK., Gupta AK., Choudhry S. The Red–Filter Treatment of Eccentric Fixation[J]. American Journal of Ophthalmology, 1969, 17(6):250–255.

29. Holden BA, Mertz GW, McNally JJ. Corneal swelling response to contact lenses worn under extended wear conditions[J]. Invest Ophthalmol Vis Sci, 1983, 24

（2）:218–226.

30. Parrozzani A, Fedriga P, Ferrari E, et al . A new hypothesis for the treatment of amblyopia the flicker stimulation[J] .J Fr Ophtalmol, 1984, 7（3）:233–236.

31. Robert A Gordon, Paul B Donzis . Refractive Development of the Human Eye[J]. Arch ophthalmol, 1985, 103（6）:785–789.

32. Zadnik K, Mutti DO. Refractive error changes in law students[J]. Am J Optom Physiol Opt, 1987, 64:558–561.

33. Golychev VN, Medvetskaia GA, Golubeva LA, et al. Our experience with the use of sclera–strengthening injections in the prevention of progressive myopia [in German] [J]. Vestnik Oftalmologii, 1989, 105:26–27.

34. Robinson J, Bayliss SC, Fielder AR. Transmission of light across the adult and neonatal eyelid in vivo[J]. Vision Res, 1991, 31:1837–1840.

35. Jensen H. Myopia progression in young school children. A prospective study of myopia progression and the effect of a trial with bifocal lenses and beta blocker eye drops[J]. Acta Ophthalmol Suppl, 1991, 200:1–79.

36. Kinge B, Midelfart A. Refractive errors among engineering students in Norway[J]. Ophthalmic Epidemiol, 1994, 1:5–13.

37. Eghbali F, Hsui EH, Eghbali K, et al. Oxygen transmissibility at various locations in hydrogel toric prism–ballasted contact lenses[J]. Optom Vis Sci, 1996, 73:164–168.

38. Ando K, Kripke DF. Light attenuation by the human eyelid[J]. Biol Psychiat, 1996, 39:22–25.

39. Saw SM, Katz J, Schein OD, et al. Epidemiology of myopia[J]. Epidemiol Rev, 1996, 18:175–187.

40. Edwards MH. Do variations in normal nutrition play a role in the development of myopia[J]? Optom Vis Sci, 1996, 73:638–643.

41. Hoffmann M, Schaeffel F. Melatonin and deprivation myopia in chickens[J]. Neurochem Int, 1996, 28:95–107.

42. Avetisov ES, Tarutta EP, Iomdina EN, et al. Nonsurgical and surgical methods of sclera reinforcement in progressive myopia[J]. Acta Ophthalmol Scand, 1997, 75:618–623.

43. Nickla DL, Wildsoet C, Wallman J. The circadian rhythm in intraocular pressure

and its relation to diurnal ocular growth changes in chicks[J]. Exp Eye Res, 1998, 66:183-193.

44. Nickla DL, Rada JA, Wallman J. Isolated chick sclera shows a circadian rhythm in proteoglycan synthesis perhaps associated with the rhythm in ocular elongation[J]. J Comp Physiol A, 1999, 185:81-90.

45. Wilson LB, Quinn GE, Ying G, et al. The relation of axial length and intraocular pressure fluctuations in human eyes[J]. Invest Ophthalmol Vis Sci, 2006, 47:1778-1784.

46. Quinn GE, Shin CH, Maguire MG, et al. Myopia and ambient lighting at night[J]. Nature, 1999, 399:113-114.

47. Gwiazda J, Ong E, Held R, et al. Myopia and ambient night-time lighting[J]. Nature, 2000, 404:144.

48. Zadnik K, Jones LA, Irvin BC, et al. Myopia and ambient night-time lighting. CLEERE Study Group. Collaborative Longitudinal Evaluation of Ethnicity and Refractive Error[J]. Nature, 2000, 404:143-144.

49. Kinge B, Midelfart A, Jacobsen G, et al. The influence of near-work on development of myopia among university students. A three-year longitudinal study among engineering students in Norway[J]. Acta Ophthalmol Scand, 2000, 78:26-29.

50. Age-Related Eye Disease Study Research Group. A Randomized, Placebo-controlled, Clinical Trial of High dose Supplementation with Vitamins C and E, Beta Carotene, and Zinc for Age-related Macular Degeneration and Vision Loss:AREDS Report No. 8[J]. Arch Ophthalmol, 2001, 119:1417-1436.

51. Saw SM, Wu HM, Hong CY, et al. Myopia and night lighting in children in Singapore[J]. Br J Ophthalmol, 2001, 85:527-528.

52. Bullimore MA, Jones LA, Moeschberger ML, et al. A retrospective study of myopia progression in adult contact lens wearers[J]. Invest Ophthalmol Vis Sci, 2002, 43:2110-2113.

53. Nickla DL, Wildsoet CF, Troilo D. Diurnal rhythms in intraocular pressure, axial length, and choroidal thickness in a primate model of eye growth, the common marmoset[J]. Invest Ophthalmol Vis Sci, 2002, 43(8):2519-2528.

54. Vongphanit J, Mitchell P, Wang JJ. Prevalence and Progression of Myopic

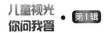

Retinopathy in an Older Population[J]. Ophthalmology, 2002, 109:704–711.

55. Johnson CH, Elliott JA, Foster R. Entrainment of circadian programs[J]. Chronobiol Int, 2003, 20:741–774.

56. Stone RA, Quinn GE, Francis EL, et al. Diurnal axial length fluctuations in human eyes[J]. Invest Ophthalmol Vis Sci, 2004, 45(1):63–70.

57. Nirmalan PK, Katz J, Robin AL, et al. Female reproductive factors and eye disease in a rural south Indian population:the Aravind Comprehensive Eye Survey[J]. Invest Ophthalmol Vis Sci, 2004, 45:4273–4276.

58. Hyman L, Gwiazda J, Hussein M, et al. Relationship of age, sex, and ethnicity with myopia progression and axial elongation in the correction of myopia evaluation trial[J]. Arch Ophthalmol, 2005, 123:977–987.

59. Wollensak G, Iomdina E, Dittert DD, et al. Cross–linking of scleral collagen in the rabbit using riboflavin and UVA[J]. Acta Ophthalmol Scand, 2005, 83:477–482.

60. Bullimore MA, Reuter KS, Jones LA, et al. The Study of Progression of Adult Nearsightedness (SPAN):design and baseline characteristics[J]. Optom Vis Sci, 2006, 83:594–604.

61. Wilson LB, Quinn GE, Ying G, et al. The relation of axial length and intraocular pressure fluctuations in human eyes[J]. Invest Ophthalmol Vis Sci, 2006, 47(5):1778–1784.

62. Summers–Rada J, Wiechmann A. Melatonin receptors in chick ocular tissues: implications for a role of melatonin in ocular growth regulation[J]. Invest Ophthalmol Vis Sci, 2006, 47:25–33.

63. Birch EE, Cheng CS, Felius J:Validity and reliability of the Children's Visual Function Questionnaire(CVFQ)[J]. J AAPOS, 2007, 11:473–479.

64. Lloyd IC, Ashworth J, Biswas S, et al:Advances in the management of congenital and infantile cataract[J]. Eye(Lond), 2007, 21:1301–1309.

65. Read SA, Collins MJ, Iskander DR. Diurnal variation of axial length, intraocular pressure, and anterior eye biometrics[J]. Invest Ophthalmol Vis Sci, 2008, 49(7):2911–2918.

66. Trier K, Munk Ribel–Madsen S, Cui D, Brogger Christensen S. Systemic 7-methylxanthine in retarding axial eye growth and myopia progression:a

36-month pilot study[J]. J Ocular Biol Dis Informat, 2008, 1:85-93.

67. Sweeney D, Holden B, Evans K, et al. Best practice contact lens care:a review of the Asia Pacific Contact Lens Care Summit[J]. Clin Exp Optom, 2009, 92: 78-89.

68. Ward B, Tarutta EP, Mayer MJ. The efficacy and safety of posterior pole buckles in the control of progressive high myopia[J]. Eye, 2009, 23:2169-2174.

69. Smith EL 3rd, Hung LF, Huang J. Relative peripheral hyperopic defocus alters central refractive development in infant monkeys[J]. Vision Res, 2009, 49 (19):2386-2392.

70. Lim LS, Gazzard G, Low YL, et al. Dietary factors, myopia, and axial dimensions in children[J]. Ophthalmology, 2010, 117:993-997.

71. The Infant Aphakia Treatment Study Group. A Randomized Clinical Trial Comparing Contact Lens to Intraocular Lens Correction of Monocular Aphakia During Infancy:Grating Acuity and Adverse Events at Age 1 Year[J]. Arch Ophthalmol, 2010, 128(7):810-818.

72. Kirwan C, Lanigan B, O'Keefe M.Glaucoma in aphakic and pseudophakic eyes following surgery for congenital cataract in the first year of life[J]. Acta Ophthalmologica, 2010, 88:53-59.

73. McClatchey SK, Hofmeister EM. The optics of aphakic and pseudophakic eyes in childhood[J]. Surv Ophthalmol, 2010, 55:174-182.

74. Infant Aphakia Treatment Study Group, Lambert SR, Buckley EG, et al. A randomized clinical trial comparing contact lens with intraocular lens correction of monocular aphakia during infancy:grating acuity and adverse events at age 1 year[J]. Arch Ophthalmol, 2010, 128:810-818.

75. Chakraborty R, Read SA, Collins MJ. Diurnal variations in axial length, choroidal thickness, intraocular pressure, and ocular biometrics[J]. Invest Ophthalmol Vis Sci, 2011, 52:5121-5129.

76. Wang D, Ding X, Liu B, et al. Longitudinal changes of axial length and height are associated and concomitant in children[J]. Invest Ophthalmol Vis Sci, 2011, 52:7949-7953.

77. Chakraborty R, Read SA, Collins MJ. Diurnal variations in axial length, choroidal thickness, intraocular pressure, and ocular biometrics[J]. Invest

Ophthalmol Vis Sci, 2011, 52:5121–5129.

78. Sankaridurg P, Holden B, Smith E Ⅲ, et al. Decrease in rate of myopia progression with a contact lens designed to reduce relative peripheral hyperopia：one–year results[J]. Invest Ophthalmol Vis Sci, 2011, 52:9362–9367.

79. Anstice NS, Phillips JR. Effect of dual–focus soft contact lens wear on axial myopia progression in children[J]. Ophthalmology, 2011, 118:1152–1161.

80. Donovan L, Sankaridurg P, Ho A, et al. Myopia progression rates in urban children wearing single–vision spectacles[J]. Optom Vis Sci, 2012, 89:27–32.

81. Yip VC, Pan CW, Lin XY, et al . The relationship between growth spurts and myopia in Singapore children[J]. Invest Ophthalmol Vis Sci, 2012, 53（13）:7961–7966.

82. Donovan L, Sankaridurg P, Ho A, et al .Myopia progression in Chinese children is slower in summer than in winter[J]. Optom Vis Sci, 2012, 89（8）:1196–1202.

83. Fujiwara M, Hasebe S, Nakanishi R, et al. Seasonal variation in myopia progression and axial elongation：an evaluation of Japanese children participating in a myopia control trial[J]. Jpn J Ophthalmol, 2012, 56:401–406.

84. Chen CC, Cheung SW, Cho P. Toric orthokeratology for highly astigmatic children[J]. Optom Vis Sci, 2012, 89:849–855.

85. Kim DH, Kim JH, Kim SJ, et al：Long–term results of bilateral congenital cataract treated with early cataract surgery, aphakic glasses and secondary IOL implantation[J] . Acta Ophthalmol, 2012, 90：231–236.

86. Boost MV, Shi G, Cho P. Comparison of contamination rates of designs of rigid contact lens cases[J]. Optom Vis Sci, 2012, 89（7）:E1030– E1034.

87. Birch EE, Wang J, Felius J, et al. Fixation control and eye alignment in children treated for dense congenital or developmental cataracts[J]. J AAPOS, 2012, 16（2）:156–160.

88. Celano M, Hartmann EE, Drews–Botsch CD, et al. Parenting stress in the Infant Aphakia Treatment Study[J]. J Pediatr Psychol, 2013, 38:484–495.

89. Nickla DL .Ocular diurnal rhythms and eye growth regulation：where we are 50 years after Lauber[J].Exp Eye Res, 2013, 114:25–34.

90. Choy CK, Cho P, Boost MV. Cytotoxicity of rigid gas–permeable lens care solutions[J].Clin Exp Optom, 2013, 96（5）:467–471.

91. Charm J, Cho P. High myopia–partial reduction ortho–k: a 2–year randomized study[J]. Optom Vis Sci, 2013, 90:530–539.

92. Ward B. Degenerative myopia: myopic macular schisis and the posterior pole buckle[J]. Retina, 2013, 33:224–231.

93. Lv L, Zhang Z. Pattern of myopia progression in Chinese medical students: a two–year follow–up study[J]. Graefes Arch Clin Exp Ophthalmol, 2013, 251:163–168.

94. Stone RA, Pardue MT, Iuvone PM, et al. Pharmacology of myopia and potential role for intrinsic retinal circadian rhythms[J]. Exp Eye Res, 2013, 114:35–47.

95. Norton TT, Siegwart JT Jr. Light levels, refractive development, and myopia – a speculative review[J]. Exp Eye Res, 2013, 114:48–57.

96. Chen C, Cheung SW, Cho P. Myopia control using toric orthokeratology (TO–SEE study)[J]. Invest Ophthalmol Vis Sci, 2013, 54:6510–6517.

97. Walline JJ, Greiner KL, McVey ME, et al. Multifocal contact lens myopia control[J]. Optom Vis Sci, 2013, 90:1207–1214.

98. Luo M, Ma S, Liang N. Clinical efficacy of toric orthokeratology in myopic adolescent with moderate to high astigmatism[J]. Eye Sci, 2014, 29:209–213, 218.

99. Gwiazda J, Deng L, Manny R, et al . Seasonal variations in the progression of myopia in children enrolled in the correction of myopia evaluation trial[J]. Invest Ophthalmol Vis Sci, 2014, 55(2):752–758.

100. Xue A, Bao F, Zheng L, et al. Posterior Scleral Reinforcement on Progressive High Myopic Young Patients[J]. Optometry and Vision Science, 2014, 91(4), 412–418.

101. Plager DA, Lynn MJ, Buckley EG, et al.Complications in the first 5 years following cataract surgery in infants with and without intraocular lens implantation in the Infant Aphakia Treatment Study [J].Am J Ophthalmol, 2014, 158(5):892–898.

102. Lambert SR, Lynn MJ, Hartmann EE, et al. Comparison of contact lens and intraocular lens correction of monocular aphakia during infancy: a randomized clinical trial of HOTV optotype acuity at age 4.5 years and clinical findings at age 5 years[J]. JAMA Ophthalmol, 2014, 132(6):676–682.

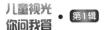
103. Fujikado T, Ninomiya S, Kobayashi T, et al. Effect of low-addition soft contact lenses with decentered optical design on myopia progression in children: a pilot study[J]. Clin Ophthalmol, 2014, 8:1947–1956.

104. Lam CS, Tang WC, Tse DY, et al. Defocus Incorporated Soft Contact (DISC) lens slows myopia progression in Hong Kong Chinese schoolchildren: a 2-year randomised clinical trial[J]. Br J Ophthalmol, 2014, 98:40–45.

105. Infant Aphakia Treatment Study Group; Lambert SR, Lynn MJ, et al: A randomized clinical trial comparing contact lens to intraocular lens correction of monocular aphakia during infancy: HOTV optotype acuity at age 4.5 years and clinical findings at age 5 years. The Infant Aphakia Treatment Study (IATS)[J]. JAMA Ophthalmol, 2014, 132:676–682.

106. Lambert SR, Lynn MJ, Hartmann EE, et al. Comparison of contact lens and intraocular lens correction of monocular aphakia during infancy: A randomized clinical trial of HOTV optotype acuity at age 4.5 years and clinical findings at age 5 years[J]. JAMA Ophthalmol, 2014, 132:676–682.

107. Plager DA, Lynn MJ, Buckley EG, et al. Complications in the first 5 years following cataract surgery in infants with and without intraocular lens implantation in the Infant Aphakia Treatment Study[J]. Am J Ophthalmol, 2014, 158:892–898.

108. Rappaport BA, Suresh S, Hertz S, et al. Anesthetic neurotoxicity – clinical implications of animal models[J]. N Engl J Med, 2015, 372:796–797.

109. International Anesthesia Research Society, American Academy of Pediatrics, Food and Drug Administration, et al. Consensus statement on the use of anesthesia and sedatives in children[EB/OL]. (2015-10)[2020-01-27].http:// smarttots.org/wp-content/uploads/2015/10/ConsensusStatementV910.5.2015. pdf.

110. Paune J, Morales H, Armengol J, et al. Myopia control with a novel peripheral gradient soft lens and orthokeratology: a 2-year clinical trial[J]. Biomed Res Int, 2015, 2015:507572.

111. Verhoeven VJ, Wong KT, Buitendijk GH, et al .Visual consequences of refractive errors in the general population[J]. Ophthalmology, 2015, 122 (1):101–109.

112. Hough T, Humphry M, Langley K, et al, The influence of lens design and power on the zonal oxygen transmissibility of silicone hydrogel soft toric contact lenses[J]. Cont Lens Anterior Eye, 2015, 38 (Supl1) :e17-e18.

113. Zhang M, Zou Y, Zhang F, et al. Efficacy of bluelight cross-linking on human scleral reinforcement[J]. Optom Vis Sci, 2015, 92:873-878.

114. Zhou Z, Morgan IG, Chen Q, et al. Disordered sleep and myopia risk among Chinese children[J]. PLoS ONE, 2015, 10:e0121796.

115. Hughes S, Jagannath A, Hankins MW, et al. Photic regulation of clock systems[J]. Methods Enzymol, 2015, 552:125-143.

116. Huang J, Wen D, Wang Q, et al .Efficacy Comparison of 16 Interventions for Myopia Control in Children : A Network Meta- analysis[J], ophthalmology, 2016, 123 (4) :697-708.

117. J Bao, Y Wang, Z Zhuo, et al. Influence of progressive addition lenses on reading posture in myopic children [J]. Br J Ophthalmol, 2016, 100 (8) :1114-1117.

118. Jee D, Morgan IG, Kim EC. Inverse relationship between sleep duration and myopia[J]. Acta Ophthalmol, 2016, 94 (3) :e204-e210.

119. Nickla DL, Totonelly K. Brief light exposure at night disrupts the circadian rhythms in eye growth and choroidal thickness in chicks[J]. Exp Eye Res, 2016, 146:189-195.

120. Jee D, Morgan IG, Kim EC. Inverse relationship between sleep duration and myopia[J]. Acta Ophthalmol, 2016, 94:e204-e210.

121. Ayaki M, Torii H, Tsubota K, et al. Decreased sleep quality in high myopia children[J]. Sci Rep, 2016, 6:33902.

122. Shi-Ming Li, Meng-Tian Kang, Shan-Shan Wu, et al .Efficacy, Safety and Acceptability of Orthokeratology on Slowing Axial Elongation in Myopic Children by Meta-Analysis[J]. Curr Eye Res, 2016, 41 (5) :600-608.

123. Lyu B, Hwang KY, Kim SY, et al. Effectiveness of Toric Orthokeratology in the Treatment of Patients with Combined Myopia and Astigmatism[J]. Korean J Ophthalmol, 2016, 30:434-442.

124. García-Porta N, Rico-Del-Viejo L, Martin-Gil A, et al. Differences in Dry Eye Questionnaire Symptoms in Two Different Modalities of Contact Lens Wear :

Silicone-Hydrogel Daily Wear Basis and Overnight Orthokeratology[J]. Biomed Res Int, 2016, 2016:1242845.

125. Carracedo G, Martin-Gil A, Fonseca B, et al. Effect of overnight orthokeratology on conjunctival goblet cells[J]. Cont Lens Anterior Eye, 2016, 39:266–269.

126. Ren Q, Yue H, Zhou Q. [Effects of orthokeratology lenses on the magnitude of accommodative lag and accommodative convergence/accommodation] [Article in Chinese] [J]. Zhong Nan Da Xue Xue Bao Yi Xue Ban, 2016, 41:169–173.

127. Aller TA, Liu M, Wildsoet CF. Myopia control with bifocal contact lenses: a randomized clinical trial[J]. Optom Vis Sci, 2016, 93:344–352.

128. Cheng X, Xu J, Chehab K, et al. Soft contact lenses with positive spherical aberration for myopia control[J]. Optom Vis Sci, 2016, 93:353–366.

129. Zhang Z, Zhou Y, Xie Z et al. The effect of topical atropine on the choroidal thickness of healthy children[J]. Sci Rep, 2016, 6:34936.

130. Chen Z, Xue F, Zhou J et al. Effects of orthokeratology on choroidal thickness and axial length[J]. Optom Vis Sci, 2016, 93:1064–1071.

131. Repka MX, Dean TW, Lazar EL, et al.Cataract surgery in children from birth to less than 13 years of age: baseline characteristics of the cohort.[J]. Ophthalmology, 2016, 123(12):2462–2473.

132. Efron N, Lindsay R.Contact lenses continue to evolve[J]. Clin Exp Optom, 2017, 100(5):409–410.

133. Lim ME, Buckley EG, Prakalapakorn SG. Update on congenital cataract surgery management[J]. Curr Opinphthalmol, 2017, 28(1):87–92.

134. Li Z, Cui D, Hu Y, et al. Choroidal thickness and axial length changes in myopic children treated with orthokeratology[J]. Cont Lens Anterior Eye, 2017, 40:417–423.

135. Gifford K, Gifford P, Hendicott PL, et al. Near binocular visual function in young adult orthokeratology versus soft contact lens wearers[J]. Cont Lens Anterior Eye, 2017, 40:184–189.

136. Felipe-Marquez G, Nombela-Palomo M, Palomo-Álvarez C, et al. Binocular function changes produced in response to overnight orthokeratology[J]. Graefes Arch Clin Exp Ophthalmol, 2017, 255:179–188.

137. Jessie Charm.Orthokeratology: clinical utility and patient perspectives[J].

Clinical Optometry, 2017, 9:33–40.

138. Nickla DL, Thai P, Zanzerkia Trahan R, et al. Myopic defocus in the evening is more effective at inhibiting eye growth than defocus in the morning:Effects on rhythms in axial length and choroid thickness in chicks[J]. Exp Eye Res, 2017, 154:104–115.

139. Zhou X, Pardue MT, Iuvone PM, et al. Dopamine signaling and myopia development:What are the key challenges[J]. Prog Retin Eye Res, 2017, 61:60–71.

140. Chen S, Zhi Z, Ruan Q. Bright Light Suppresses Form–Deprivation Myopia Development With Activation of Dopamine D1 Receptor Signaling in the ON Pathway in Retina[J]. Invest Ophthalmol Vis Sci, 2017, 58(4):2306–2316.

141. Garcia MB, Jha AK, Healy KE, et al. A bioengineering approach to myopia control tested in a guinea pig model[J]. Invest Ophthalmol Vis Sci, 2017, 58:1875–1886.

142. Hu H, Zhao G, Wu R, et al. Axial length/corneal radius of curvature ratio assessment of posterior sclera reinforcement for pathologic myopia[J]. Ophthalmologica, 2018, 239:128–132.

143. Ruiz–Pomeda A, Perez–Sanchez B, Valls I, et al.MiSight Assessment Study Spain(MASS). A 2–year randomized clinical trial[J]. Graefes Arch Clin Exp Ophthalmol, 2018, 256:1011–1021.

144. Chakraborty R, Ostrin LA, Nickla DL, et al. Circadian rhythms, refractive development, and myopia[J]. Ophthalmic Physiol Opt, 2018, 38(3):217–245.

145. Chua SY, Sabanayagam C, Tan CS, et al. Diet and risk of myopia in three–year–old Singapore children:the GUSTO cohort[J]. Clin Exp Optom, 2018, 101(5):692–699.

146. Rusnak S, Salcman V, Hecova L, et al .Myopia Progression Risk:Seasonal and Lifestyle Variations in Axial Length Growth in Czech Children[J]. J Ophthalmol, 2018, 2018:5076454.

147. Zhang Y, Chen YG. Comparison of myopia control between toric and spherical periphery design orthokeratology in myopic children with moderate–to–high corneal astigmatism[J]. Int J Ophthalmol, 2018, 11:650–655.

148. Koo EB, VanderVeen DK, Lambert SR. Global Practice Patterns in the

Management of Infantile Cataracts[J]. Eye Contact Lens, 2018, Suppl 2:S292–S296.

149. Yuan N, Li J, Tang S, et al. Association of Secondhand Smoking Exposure With Choroidal Thinning in Children Aged 6 to 8 Years：The Hong Kong Children Eye Study[J]. JAMA Ophthalmol, 2019, 17:1–9.

150. Rozema J, Dankert S, Iribarren R, et al. Axial Growth and Lens Power Loss at Myopia Onset in Singaporean Children[J].Invest Ophthalmol Vis Sci, 2019, 60（8）:3091–3099.

151. Bullimore MA, Brennan NA. Myopia Control：Why Each Diopter Matters[J]. Optom Vis Sci, 2019, 96（6）:463–465.

152. Tsai DC, Huang N, Fang SY, et al . Seasonal variation of refractive error change among young schoolchildren in a population–based cohort study in Taipei[J]. Br J Ophthalmol, 2019, 103（3）:343–348.

153. Wei CC, Lin HJ, Lim YP, et al. PM2.5 and NOx exposure promote myopia： clinical evidence and experimental proof[J].Environ Pollut, 2019, 254（Pt B）:113031.

154. Gifford KL, Richdale K, Kang P, et al. IMI – Clinical Management Guidelines Report[J]. Investigative Opthalmology & Visual Science, 2019, 60（3）, M184.

155. Wildsoet CF, Chia A, Cho P, et al. IMI – Interventions for Controlling Myopia Onset and Progression Report[J]. Investigative Opthalmology & Visual Science, 2019, 60（3）:M106–M131.

156. Wolffsohn JS, Flitcroft DI, Gifford KL, et al. IMI – Myopia Control Reports Overview and Introduction[J]. Invest Ophthalmol Vis Sci, 2019, 60（3）:M1–M19.

157. Gifford KL, Richdale K, Kang P, et al.IMI – Clinical Management Guidelines Report[J].Invest Ophthalmol Vis Sci, 2019, 60（3）:M184–M203.

158. Wolffsohn JS, Kollbaum PS, Berntsen DA, et al .IMI – Clinical Myopia Control Trials and Instrumentation Report[J].Invest Ophthalmol Vis Sci, 2019, 60（3）:M132–M160.

159. Wildsoet CF, Chia A, Cho P, et al.IMI – Interventions Myopia Institute： Interventions for Controlling Myopia Onset and Progression Report[J].Invest Ophthalmol Vis Sci, 2019, 60（3）:M106–M131.

160. Flitcroft DI, He M, Jonas JB, et al. IMI – Defining and Classifying Myopia: A Proposed Set of Standards for Clinical and Epidemiologic Studies[J]. Invest Ophthalmol Vis Sci, 2019, 60(3):M20–M30.

161. Wang A, Yang C. Influence of Overnight Orthokeratology Lens Treatment Zone Decentration on Myopia Progression[J]. J Ophthalmol, 2019, 2019:2596953.

162. Chen R, Chen Y, Lipson M, et al. The effect of treatment zone decentration on myopic progression during orthokeratology[J]. Curr Eye Res, 2019, Sep 27.

163. FDA approves first contact lens indicated to slow the progression of nearsightedness in children[EB/OL]. (2019–11–15)[2020–01–27]. https://www.fda.gov/news–events/press–announcements/fda–approves–first–contact–lens–indicated–slow–progression–nearsightedness–children

164. Efron N, Morgan PB, Woods CA, et al. International Contact Lens Prescribing S urvey Consortium[J]. Cont Lens Anterior Eye, 2019, Jul 3.

165. Cho P, Poon HY, Chen CC, et al. To rub or not to rub? – effective rigid contact lens cleaning[J].Ophthalmic Physiol Opt, 2019, Nov 21.